本书由成都军区总医院人才基金资助出版

脊柱外科精要

SYNOPSIS OF SPINE SURGERY

（第2版）

原　著　Howard S. An　Kern Singh

主　审　王　岩　顾建文

主　译　周劲松　权　毅

副主译　邹海波　康　夏　潘显明

译　者　（以姓氏笔画为序）

　　　　刘　达　刘金标　张　波

　　　　周　鑫　黄　钢　龚　凯

　　　　舒　福　廖冬发

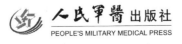

人民军醫出版社

PEOPLE'S MILITARY MEDICAL PRESS

北　京

图书在版编目(CIP)数据

脊柱外科精要/(美)安(An,H.S.),(美)辛格(Singh,K.)原著;周劲松,权　毅主译.—2版.—北京:人民军医出版社,2013.5
ISBN　978-7-5091-6506-5

Ⅰ.①脊…　Ⅱ.①安…②辛…③周…④权…　Ⅲ.①脊柱病—外科学—诊疗
Ⅳ.①R681.5

中国版本图书馆 CIP 数据核字(2013)第 077573 号

Copyright ⓒ 2008 of the original English language edition by Thieme Medical Publishers,Inc.，New York,USA. Original title:Synopsis of Spine Surgery, 2/e by Howard S. An/Kern Singh

著作权合同登记号:图字:军-2012-154 号

策划编辑:丁　震　纳　琨　孟凡辉　文字编辑:韩　志　责任审读:杜云祥
出版发行:人民军医出版社　　　　　　　　　经销:新华书店
通信地址:北京市 100036 信箱 188 分箱　　　邮编:100036
质量反馈电话:(010)51927278
邮购电话:(010)51927252
策划编辑电话:(010)51927278
网址:www.pmmp.com.cn

印、装:京南印刷厂
开本:787mm×1092mm　1/16
印张:14　字数:284 千字
版、印次:2013 年 5 月第 2 版第 1 次印刷
印数:0001~3000
定价:59.00 元

内容提要

　　本书以精炼的语言、简洁的形式系统全面地介绍了脊柱外科最基础、最精华的知识要点以及目前的一些新进展，涵盖脊柱外科解剖及手术入路、脊柱外科的物理检查及影像学检查方法、脊柱及脊柱内固定系统的生物力学，以及脊柱退行性疾病、脊柱创伤、脊柱畸形、脊柱肿瘤、脊柱感染、脊柱类风湿关节炎、血清阴性关节病及小儿脊柱疾患的诊治要点。内容全面、可读性强、风格独特。适合骨科、神经外科、康复科及其他有关专科医师及研究人员阅读。

译者的话

脊柱外科涉及的疾患众多,知识体系庞杂。同时,脊柱外科仍是一门处于快速发展中的年轻学科,各种新理论、新技术不断涌现。年轻的骨科医师面对鸿篇巨著的脊柱外科书籍、不断涌现的研究文献,以及层出不穷的新产品,常有迷茫、困惑之感。在临床实践中,面对复杂多变的脊柱疾患、同一疾病的诸多治疗选择,如何把握其诊治要点,选择最佳、最具"个体化"的诊治方法,起步者亦常有无从下手之感。

Less is more(少即是多)。本书将脊柱外科最基础、最精华的要点以及目前的一些新进展进行系统梳理,以简明扼要的纲要形式奉献给读者,帮助其迅速熟悉、掌握脊柱外科整体知识体系。作者 Howard S. An 是国际著名的脊柱外科专家,本书不失权威性与准确性。我们相信,这本独具风格的脊柱外科书籍对脊柱外科领域的年轻读者将会有莫大的帮助,对资深的医师来说亦会是一本方便快捷的速查手册与复习指南。

我们以严谨负责的态度投入到本书的翻译工作中,力求做到内容准确、文字流畅。翻译过程中我们亦发现了原书的一些不当之处,在与作者进行沟通、磋商之后进行了修正。由于我们理论及临床水平有限,书中的错误或不当之处,还望读者不吝批评指正。

序

    Howard S. An 和 Kern Singh 编写的《脊柱外科精要》一书,认真总结了该领域的实用知识,为所有涉及脊柱疾患诊治的各科医师提供了有益的参考。该书第一版在 20 世纪 90 年代由 Howard S. An 等编写,出版后广受读者欢迎。与其他医学领域一样,不断改进传授知识的方法,更有效地帮助年轻一代脊柱外科医师成长,提高他们的医疗水平,这是老一辈专家的重要使命所在。本书作者亦是如此,对本书即时进行了修订及更新。这一工作得到了在临床、科研、教学享有盛誉的作者单位——Rush 大学医学中心的大力支持。

    本书为年轻的临床医师提供了一本实用的工作手册,同时也是资深医师一本别有特色的参考书。有人可能会认为一本书里不太可能同时实现上述两种目的,但这两名作者精心组织材料,以简洁的方式达成了上述要求。本书每个章节首先讲述疾病的临床表现、鉴别诊断,再介绍其各种治疗方法,不仅包括手术方法,还包括各种非手术疗法。另外,本书附图精美,为复杂问题的理解提供了极大便利。

    本书的读者面宽,无论年资深浅,所有临床医师、住院医师、研究生、医学生都会从本书中获益。骨科、神经外科、理疗康复科、职业病防治、急诊科、创伤科的医师以及家庭医师的受训者也发现此书非常有用。另外,本书对执业考试、注册考试及再注册考试的复习也有帮助。

Jerome M. Cotler　医学博士

Everett J 和 Marian Gordon 骨科学讲席教授

Jefferson 医学院

费城,宾西法尼亚洲

前　言

　　本书第 2 版反映了第 1 版出版以来脊柱外科领域的快速进展，这些进步使我们对病人的诊治焕然一新。然而，在脊柱外科领域，包括影像诊断技术、脊柱内固定器械、骨生物学等各个方面的快速进展，使脊柱临床医师，骨科、神经外科住院医师以及非手术脊柱康复医师"淹没"在海量新信息之中，时感杂乱无序、难以深入消化吸收。本书编写的要旨是将这些海量的信息进行简洁归纳，以纲要的形式奉献给读者。

　　本书不仅反映了脊柱外科的最新进展，同时也包括了作者多年临床及手术经验。本书主要为正处在培训期的年轻骨科、神经外科医师所编写。简明易读的编写方式，使它成为一本脊柱外科临床医师、非手术脊柱康复医师非常优秀的参考书。我们希望本书能以最简洁有效的方式为读者对现代脊柱外科全面深入的理解提供帮助，进而达到提高脊柱病患医疗服务水平的目的。

目　录

第一部分

病人评估及脊柱外科概要

第 1 章　解剖及手术入路

一、脊柱基本解剖

(一)脊柱

1. 脊柱具有适应其功能需要的独特解剖特点,发挥维持稳定、保护神经组织的功能,并允许适度的运动功能。

2. 椎间盘、韧带和肌肉增强了脊柱的稳定性。

3. 脊柱有 33 节脊椎,即颈椎 7 节、胸椎 12 节、腰椎 5 节、骶椎 5 节、尾椎 4 节。

4. 脊柱有四个矢状面弯曲:颈椎前凸、胸椎后凸、腰椎前凸、骶椎后凸。

5. 脊柱后凸在胚胎期已形成,因此被称为初始弯曲。椎体呈楔形是脊柱后凸的成因。

6. 脊柱前凸在胚胎后期开始形成、出生后进一步发展,因此被称为继发弯曲。头和身体的重量是后凸形成的重要因素。椎间盘前后径上的高度差异是脊柱前凸的成因。

7. 每节脊椎都由后方的骨性椎弓和前方的椎体组成,二者围成椎管。相邻两节脊椎的椎弓根围成椎间孔,其间有脊神经根发出。腰椎前方的椎体承载了脊柱 80% 的轴向负荷。

8. 后方骨性椎弓包括椎弓根和椎板、棘突和横突,以及关节突。

(1)椎弓根和椎板:与椎体后缘一起共同围成椎管边界。

(2)棘突和横突:提供韧带和肌肉的附着点。

(3)关节突:峡部是同一脊椎上、下关节突之间的骨性区域;相邻脊椎上、下关节突形成的关节突关节承载脊柱 20% 的轴向负荷。

(二)椎间盘

1. 位于椎体终板之间,被透明软骨所覆盖,软骨下骨对其有支持作用。

2. 椎间盘内为髓核组织,有缓冲轴向负荷的作用,其成分是Ⅱ型胶原类黏蛋白。

3. 椎间盘相对缺乏血供,外层靠小动脉终支、中心部位靠椎体终板渗透提供营养。

4. 纤维环为椎间盘外层,由Ⅰ型胶原构成,呈栅格样分层,各层之间纤维走行方向相反,能够提高椎间盘抗旋转损伤能力。纤维环前方最厚、后外侧最薄弱。纤维环的最外层同前、后纵韧带相连续。

5. 椎间盘构成脊柱全长的 1/4。当脊柱位于水平位时,由于水和营养物质的流入,椎间盘膨胀;在长时间站立、承受压力的情况下,椎间盘会变扁。

二、神经解剖

(一)脊髓

1. 大体结构

(1)脊髓一般终止于 $L_1 \sim L_2$(圆锥),部分人群可终止于高位如 T_{12},或低位如 $L_2 \sim L_3$ 水平。新生儿脊髓终止于 $L_2 \sim L_3$ 水平。

(2)长度:脊髓长约 45cm、马尾长约 25cm(脊柱屈曲时脊髓长度会增加 10%,长度增加最多的部分位于 C_1、T_1 及 L_1,最少的位于 C_6 及 T_6)。

(3)脊髓平均直径为 10mm,横径大于前后径。

(4)脊髓和脊椎节段的位置关系见图 1-1 及表 1-1。

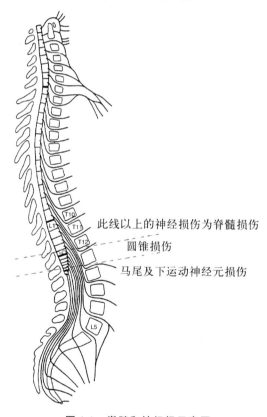

图 1-1 脊髓和神经根示意图

脊髓由延髓出枕骨大孔延续而来,其末端为锥形,称为脊髓圆锥。成人圆锥通常位于 $L_1 \sim L_2$ 椎间隙水平。在 C_6 椎体水平颈髓最为膨大,发出 $C_3 \sim T_2$ 段支配上肢。与之相似,在 $T_{11} \sim L_1$ 椎体水平出现腰骶髓膨大,发出 $L_1 \sim S_3$ 节段支配下肢(引自:An HS. Principles and Techniques of Spine Surgery. Baltimore: Williams and Wilkins,1998.)

表 1-1 脊髓和脊柱节段的对应关系

脊髓节段	脊柱节段
C_1	C_1
C_8	C_7
T_6	T_5
T_{12}	T_8
L_2	T_{10}
L_5	T_{11}
S_3	T_{12}

2. 内部结构(图 1-2)

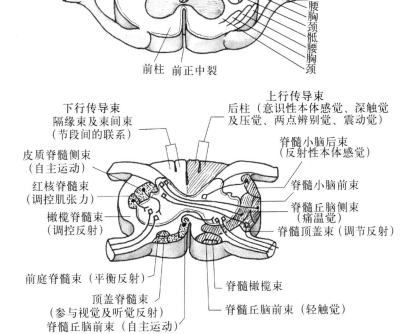

图 1-2 脊髓横截面

脊髓由外围的白质和内里的灰质构成。白质包括神经纤维和神经胶质细胞,可分为后、侧和前柱。后柱内含外侧的楔束和内侧的薄束,侧柱内含皮质脊髓侧束下行传导运动以及脊髓丘脑侧束,前柱内含上行的脊髓丘脑前束及其他一些下行传导束。脊髓丘脑侧束穿过腹侧联合到达对侧。灰质内有传出神经纤维的胞体以及中间神经元

（1）周围为白质、中心为灰质。

①灰质：由神经元细胞胞体构成，灰质后角司躯体感觉、前角司躯体运动、中间外侧角支配内脏。灰质是躯体反射中枢所在。

②白质：由神经纤维和神经胶质细胞构成。白质后索即后柱，含外侧楔束和内侧薄束，侧索含皮质脊髓侧束和脊髓丘脑侧束，前索含脊髓丘脑前束。

（2）中央管：为脑脊液的通路。

3. 脊髓的功能

（1）运动传导功能通路：大脑皮质→内囊→皮质脊髓束→锥体束（90％在延髓锥体内交叉到对侧汇成皮质脊髓侧束）→前角细胞。

①皮质脊髓侧束内，支配上肢的神经束位于支配下肢神经束的内侧。

②脊髓中央综合征：皮质脊髓侧束最外侧传导束（下肢运动功能）无损伤、内侧部分（上肢运动功能）受损。

（2）感觉功能

①后柱：传导辨别触觉、本体感觉及振动觉（立体觉、两点辨别觉）。

薄束：下肢和胸下段的传入；楔束：上肢和胸上段的传入。

在延髓内上述感觉传导束交叉至对侧，上行投射到大脑感觉皮质。

脊髓前综合征：只有后柱的功能保留。

②脊髓丘脑侧束：传导痛觉、温度觉、轻触觉。

大多数传入纤维经由腹侧联合交叉到对侧，汇成脊髓丘脑侧束上行。

Brown-Sequard 综合征：对侧痛觉、温觉消失，同侧运动及本体感觉消失。

③脊髓丘脑前束：传导粗略触觉。

脊髓后综合征：只有粗触觉得以保留。

4. 脊髓的血供

（1）颈髓

①脊髓前动脉：是脊髓前部和中央部主要的供应血管，两侧椎动脉在脑干部发出两条分支汇成脊髓前动脉。其他脊髓血供有自椎动脉及颈升动脉发出的节段血管分支，特别是在 C_2、C_6 左侧，C_2、C_5、C_6 右侧上述节段血管支较为明显。

②脊髓后动脉：从小脑下后动脉发出的两条脊髓后动脉对中央灰质的血供很少。

（2）胸、腰脊髓

①一条脊髓前动脉、两条脊髓后动脉供血。

②其他血供：肋间上动脉，为颈深动脉（右锁骨下动脉的分支）的分支，供应颈胸交界区脊髓血供；第1～5肋节段血管，其分支为上胸髓提供少量血供（T_4～T_{10} 为分水岭区）；Adamkiewicz动脉（80％来自左侧 T_{10}，但可在 T_5～L_5 范围发生变异），供应胸髓血供；来自降主动脉节段血管和骶外侧动脉的血管分支，形成脊髓圆

锥表面血管吻合网。

　　③静脉系统：静脉分布在脊髓的前、后表面，最后汇入奇静脉和半奇静脉系统。Batson 静脉丛从枕骨一直延续到尾骨，可成为感染及肿瘤播散的通路。

（二）脊膜（图 1-3）

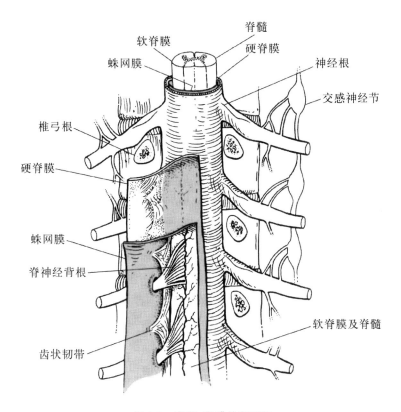

图 1-3　脊髓、脊膜的断面图

脊髓上覆盖一层软脊膜，透明的蛛网膜容纳脑脊液，硬脊膜是脊髓最外层被膜。齿状韧带将脊髓与硬脊膜固定，它发自脊髓的外侧、连接至蛛网膜及硬脊膜（止点正好位于穿出的上下脊神经根之间）（引自：An HS. Principles and Techniques of Spine Surgery. Baltimore：Williams and Wilkins,1998.）

1. 硬膜：脊髓最外层被膜。
2. 软膜：包括软脊膜（脊髓外衬）和蛛网膜（内含脑脊液的透明膜）。
3. 齿状韧带：位居背、腹侧神经根之间，维持脊髓在硬膜内稳定。
4. 自下颈髓至圆锥，脊髓后方软脊膜和蛛网膜之间有后中隔（septum posticum）。
5. 硬膜外间隙：位于骨性椎管和硬膜囊之间。
（1）硬膜外间隙大小：$L_3 \sim L_4$ 有 2mm、$L_4 \sim L_5$ 有 4mm、$L_5 \sim S_1$ 有 6mm。

(2)后正中皱襞(plica mediana dorsalis durea matris):腰骶部后正中的一个皱襞将硬膜外间隙分隔。

6. 硬膜囊/蛛网膜腔止于 $S_1 \sim S_2$ 或 $S_2 \sim S_3$ 不一,硬脊膜包裹终丝一直到其尾骨止点。

(三)脊神经

1. 共有 31 对脊神经:颈 8 对、胸 12 对、腰 5 对、骶 5 对、尾 1 对。

2. 运动及感觉根丝汇成脊神经根,再加上背根神经节,形成脊神经。

(1)经由节前支(白交通支)和无髓鞘的节后支(灰交通支)与交感神经相交通。

(2)分支:发出窦椎神经支配椎间盘纤维环,发出背侧主支(dorsal primary rami)支配小关节突和后部肌肉。

①窦椎神经经椎间孔返回椎管内,走行在椎间盘头侧。自交感神经节发出的灰交通支汇入脊神经发出的腹侧主支(ventral primary rami)。腰椎间盘的前部由交感神经纤维支配,后部由窦椎神经支配。窦椎神经支配后纵韧带、纤维环的后部以及硬脊膜的腹侧。窦椎神经往往还会上行支配上一节段椎间盘。

②背侧主支发出内侧支(支配上、下位的关节突关节,该节段范围的椎旁肌及棘间韧带)、外侧支(支配髂肋肌)、偶尔还有中间支(支配最长肌)。

3. C_1 神经根从 C_1 脊椎上方发出,C_8 从 T_1 脊椎上方发出。胸段和腰段脊神经从相同序号的脊椎椎弓根下方发出。

4. 脊神经根在椎间孔内的位置。

(1)颈神经根:C_1 和 C_2 没有椎间孔,$C_3 \sim C_8$ 从相应椎间孔发出,大约占据椎间孔 75% 空间。

(2)胸神经根:胸神经根较细小,占据 20% 椎间孔空间,从椎弓根下方发出。

(3)腰神经根:腰神经根较粗,占据 33% 椎间孔空间,从椎弓根下方斜行穿出。

(4)骶神经根:其前、后支分别经骶前、后孔发出。

5. 脊神经的皮节、肌节分布(图 1-4)。

(1)运动:C_4(自主呼吸及耸肩)、C_5(三角肌及肱二头肌)、C_6(伸腕肌)、C_7(肱三头肌及屈腕肌)、C_8(屈指肌)、T_1(手内在肌)、L_2(髂腰肌)、L_3(股四头肌)、L_4(胫前肌)、L_5(踇长伸肌)、S_1(腓肠肌)、S_2(膀胱括约肌)、S_3(肛门括约肌)。

(2)感觉:C_5(上臂外侧)、C_6(拇指)、C_7(中指)、C_8(小指)、T_1(前臂内侧)、T_{10}(脐周)、L_1(腹股沟区)、L_2(大腿前方)、L_3(膝)、L_4(内踝)、L_5(踇指)、S_1(足小指)、S_2(大腿后方)、$S_3 \sim S_5$(肛周)。

6. 神经的活动性。

(1)腰部屈伸活动时 L_5 或 S_1 神经根可滑移 1cm。

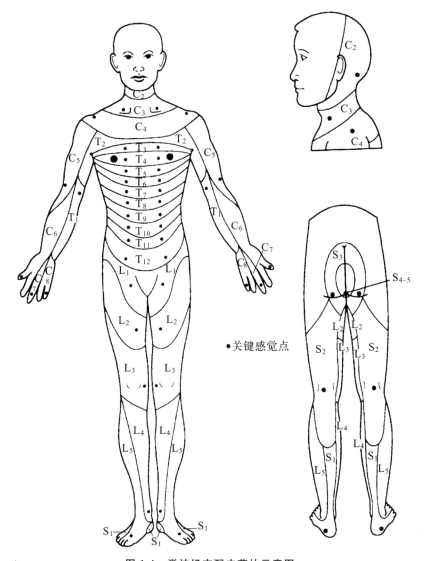

图 1-4 脊神经支配皮节的示意图

（引自：An HS. Principles and Techniques of Spine Surgery. Baltimore；Williams and Wilkins；1998.）

（2）脊髓和神经根一般在脊柱屈曲时拉紧、伸展时放松，但椎管和椎间孔在脊柱屈曲时扩大、伸展时变小。

7. 马尾。

（1）腰、骶神经根丝在马尾内有规律的排列。

（2）硬膜囊受压超过 50% 会引起马尾功能障碍。

8. 神经根变异（Kadish 及 Simmons 分型）。

(1)Ⅰ型:硬膜内神经根吻合。

(2)Ⅱ型:神经根起点异常。

(3)Ⅲ型:硬膜外神经根吻合。

(4)Ⅳ型:硬膜外神经根分叉。

9. 神经根的血供。

(1)椎间孔内,神经根的近 1/3 处根动脉的近、远段相吻合,该部位容易发生缺血。

(2)神经根内部的血供:神经束间及神经束内小血管蜿蜒走行,同时存在动静脉吻合支,保证了神经束之间出现相对活动以及神经根受牵张时仍能维持神经根一定的血供。

(3)较薄的软脊膜允许神经根能与脑脊液进行代谢物质交换。

(4)机械压迫会引起神经根的血管受压,临床上可表现为神经缺血性跛行(neuroischemic claudication)症状。

10. 神经丛。

(1)颈丛和臂丛:$C_1 \sim C_4$ 前支构成颈丛;$C_5 \sim T_1$ 前支构成臂丛。

(2)腰丛:由 T_{12} 前支一部分,L_1、L_2、L_3 前支及 L_4 前支一部分构成,主要发出股神经($L_2 \sim L_4$)及闭孔神经($L_2 \sim L_4$),其他分支有髂腹下神经($T_{12} \sim L_1$)、髂腹股沟神经(L_1)、股外侧皮神经($L_2 \sim L_3$)及生殖股神经($L_1 \sim L_2$)。

(3)骶丛:由腰骶干(L_4、L_5)和 S_1、S_2、S_3 和 S_4 前支构成,主要发出坐骨神经($L_4 \sim S_3$)和阴部神经($S_2 \sim S_4$),其他分支有臀上神经($L_4 \sim S_1$)、臀下神经($L_5 \sim S_2$)、支配闭孔内肌的分支、支配股方肌的分支($L_5 \sim S_2$)以及股后皮神经($S_1 \sim S_3$)。尾前丛:S_5 和尾神经前支形成尾前神经。

(四)自主神经系统(交感和副交感系统)

1. 交感中枢

(1)位于 $C_8 \sim L_4$ 脊髓内。

(2)从颈椎到骶椎均有交感干和神经节。

(3)包括心脏起搏中枢支配心脏,还支配汗腺、血管舒缩、肺支气管、腹腔脏器、控制肛门直肠排便、膀胱排尿、射精等。

(4)交感系统失支配表现。

①脊髓损伤(节前纤维及脊髓中间外侧柱损伤)会引起周围血管舒张(低血压)、心动过缓、无汗,以及体温降低。

②Horner 综合征(颈或第一胸交感链损伤):上睑下垂、眼球内陷、瞳孔缩小、无汗。

③泌尿生殖系统问题(腹腔下神经丛损伤):膀胱颈收缩失常而出现逆行射精。

④自主神经反射异常:由内脏交感神经上位(T_6)的脊髓损伤引起,表现为高血压、大量出汗、头痛、皮肤潮红(受损的反射恢复时出现)。

2. 副交感系统　位于脑干和骶髓(支配内脏及阴茎勃起功能)。

三、外科解剖(图 1-5)

(一)颈椎

1. 骨骼解剖

(1)寰椎:无椎体,有前结节(颈长肌附着)、后结节(小直肌和寰枕后膜附着)及较大的横突(上、下斜肌附着),横突内有横突孔。

①后弓在 3 岁融合,而前弓(两处部位)在 7 岁融合。

②寰椎横突较大,提供上、下斜肌附着,横突内有横突孔供椎动脉穿过。

③后弓上面有椎动脉沟,椎动脉经此进入到枕骨大孔内。

④上关节面与枕骨髁形成寰枕关节,承担头部大部分屈伸活动。

⑤下关节面构成寰枢关节。

(2)枢椎:齿状突前面为椭圆形关节面与寰椎前弓关节面构成滑膜关节,枢椎棘突大(大直肌和下斜肌附着)。

①齿状突和椎体之间的软骨联合、椎体与神经弓之间的骨骺在 3-6 岁融合。

②枢椎的椎弓根较大,内倾 30°、头倾 20°。

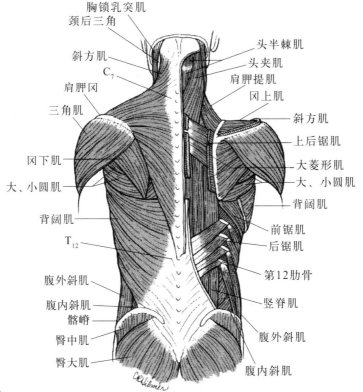

A

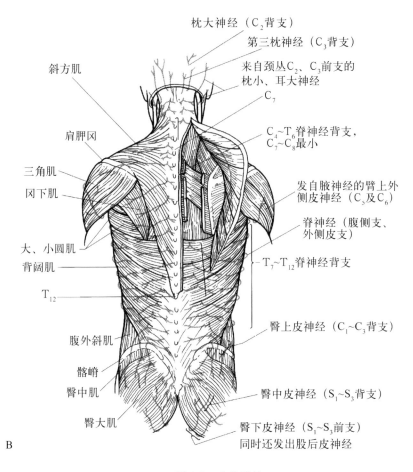

枕大神经（C₂背支）

第三枕神经（C₃背支）

来自颈丛C₂、C₃前支的枕小、耳大神经

斜方肌

C₇

C₄~T₆脊神经背支，C₇~C₈最小

肩胛冈

三角肌

冈下肌

发自腋神经的臂上外侧皮神经（C₅及C₆）

脊神经（腹侧支、外侧皮支）

大、小圆肌

背阔肌

T₁₂

T₇~T₁₂脊神经背支

腹外斜肌

髂嵴

臀中肌

臀上皮神经（C₁~C₃背支）

臀大肌

臀中皮神经（S₁~S₃背支）

臀下皮神经（S₁~S₃前支）同时还发出股后皮神经

B

图 1-5 人体脊柱

A. 脊椎后方肌群；B. 脊柱后方肌肉和神经（引自：An HS. Principles and Techniques of Spine Surgery. Baltimore：Williams and Wilkins，1998.）

③横韧带将齿状突与寰椎前弓固定，该韧带向上下延伸形成十字韧带。

④寰枢关节承担颈椎大部分旋转活动。

⑤翼状韧带：连接齿状突和枕骨髁，进一步稳定寰枢关节。

⑥枢椎横突也有横突孔，椎动脉在其内穿行。

（3）C₃～C₆脊椎：包括分叉的棘突、椎弓根、椎板、关节突、侧块（位于上、下关节突之间的区域）、横突（有前、后结节）及横突孔（C₆前结节又称为颈动脉结节、椎动脉由 C₆横突孔进入）、钩突（构成 Luschka 关节），椎管呈三角形。

①颈椎体上表面略凹陷、下表面略凸起。

②与颈椎管相比,颈椎的椎体相对较小。

③颈椎序列越往下走,其关节突关节面变得越陡峭、越来越竖直。

④颈椎侧块为位于上下关节突之间、椎板外侧的骨性区域。

⑤椎动脉在横突孔内穿行,将横突分为前后结节,穿出的颈神经根走行在前后结节之间。

(4)C_7颈椎:其棘突大、厚、无分叉。

①是结构独特的移行椎。

②椎体下面比上面大。

③侧块长而狭小。

④从C_7开始一直向下,脊椎的椎弓根逐渐变大。

⑤C_7棘突是项韧带的附着点。

⑥C_7有横突孔,但只有约5%的人椎动脉穿经此横突孔。

2. 关节和韧带解剖

(1)寰枕关节:由枕骨髁与寰椎上关节面构成,有寰枕前、后膜(寰枕前膜延续为前纵韧带、寰枕后膜延续为黄韧带)和关节囊所支持,可有屈、伸、侧屈活动。

(2)寰枢关节(图 1-6)。

①齿状突和寰椎前弓之间有旋转运动(占颈椎旋转度50%)。

②韧带有:前后寰枢韧带、横韧带(跨过寰椎弓稳定齿状突,横韧带及其上下的延伸部分构成寰椎十字韧带)、翼状韧带(从齿状突侧面连接至枕骨髁)、齿突尖韧带(从齿状突尖到枕骨大孔,为脊索的残余结构)、覆膜(延续为后纵韧带)。

(3)C_2～C_7关节

①有屈、伸活动。

②关节突关节和关节囊:与胸、腰椎相比,颈椎关节突关节面更趋水平(45°倾斜)、关节囊更薄弱以允许更大的活动度。

③韧带有:前、后纵韧带,黄韧带(从下位椎板后面走行到上位椎板前面,两侧的黄韧带中央有狭缝)、棘间韧带(从后上方斜行走向前下方)、棘上韧带、项韧带(从枕骨到C_7的弹力纤维韧带)。

④椎间盘:纤维环和髓核构成。

3. 肌肉

(1)后方肌群

①浅层:斜方肌(起于枕外隆突及C_7～T_2棘突,止于锁骨外侧、肩峰及肩胛冈)。

②中层:头夹肌和颈夹肌。

③深层:头半棘肌、颈半棘肌和多裂肌、短旋肌。

(2)枕骨下肌群

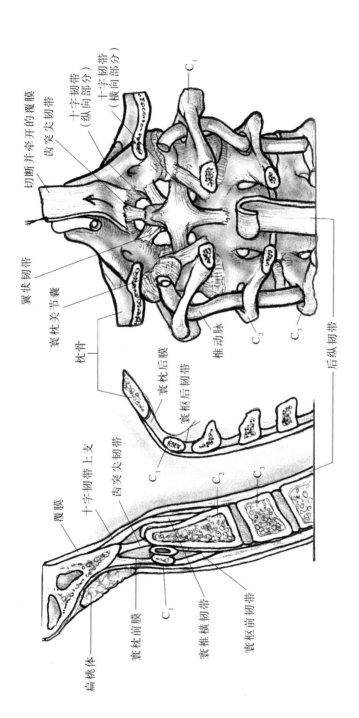

图1-6　上颈椎韧带解剖示意图

①头后大直肌:自 C_2 棘突到下项线。

②头后小直肌:自 C_1 后结节到下项线。

③头下斜肌:自 C_2 棘突到 C_1 横突。

④头上斜肌:自 C_1 横突到上下项线之间的枕骨骨面。

(3)前方肌群

①颈阔肌:自三角肌和胸肌筋膜到下颌骨和皮肤,受面神经(第Ⅶ对脑神经)支配。

②胸锁乳突肌:自胸骨、锁骨到乳突。

③喉部带状肌群:胸骨舌骨肌及胸骨甲状肌。

④肩胛舌骨肌:有上下腹,牵拉舌骨向下。

⑤颈长肌:位于椎体前面。

(二)胸、腰、骶、尾椎

1. 骨及韧带解剖

(1)胸椎

①由于附有肋骨,胸椎生物力学上较僵硬、活动性较小。

②存在生理性后凸。

③关节突关节面的朝向使上、中胸椎具有抗前后平移的稳定性,下胸椎有抗旋转的稳定性。

④从 T_1 到 T_{10} 横突逐渐变短。

⑤胸椎管呈圆形,与颈、腰椎相比,胸髓储备空间较小。

⑥胸椎体、横突上有与肋骨相关节的关节面,椎体和肋骨之间有辐状韧带和肋椎韧带相连,横突和肋骨之间有肋横突韧带及横突间韧带相连。

⑦与肋骨相关节部位位于椎体和椎弓根交界部以及横突的肋关节面,横突向后倾以为肋骨留出空间。

⑧胸椎椎体呈心形,左侧可能因降主动脉的压迫会有凹陷。棘突长而细,向下走行,因此胸椎的棘突相叠。

(2)腰椎(图 1-7,图 1-8)

①关节突关节及关节囊强度大,能保证旋转稳定性。上关节突(其上有乳突)位于下关节突的前外侧。

②椎弓根:坚强,起于椎体上半部向后走行,其中心投影位于上位椎体下关节突尖下方 1mm 处、恰位于横突中线上。

③椎管呈三角形。

④韧带有:棘上韧带(止于 L_3 棘突附近)、棘间韧带(从后上到前下斜行走行)、后纵韧带、前纵韧带、黄韧带(从下位椎板后面走向上位椎板前面)。

⑤椎体为肾形,横径大。

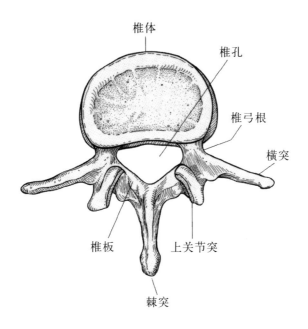

A

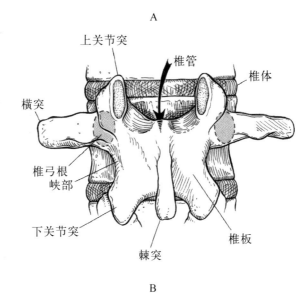

B

图 1-7 A、B. 腰椎骨性结构

（引自：An HS. Principles and Techniques of Spine Surgery. Baltimore：Williams and Wilkins，1998.）

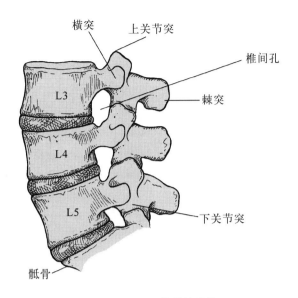

图 1-8　腰椎骨性结构

（引自：An HS. Principles and Techniques of Spine Surgery. Baltimore：Williams and Wilkins，1998.）

⑥关节面为矢状方向，允许一定轴向旋转。但 $L_5 \sim S_1$ 例外，它更偏向冠状面以限制前后平移。

⑦狭部明显。

⑧棘突高、大。

⑨横突较小：L_5 横突附丽有髂腰韧带。副突位于横突内侧、在此处横突与后弓相汇。

（3）骶骨和尾骨（图 1-9）

①骶骨的骨性结构有：骶骨翼、骶骨岬、骶中间嵴、骶孔、骶关节面。

②尾骨：有 3～4 节，最末的 2～3 节融合为一块，它提供盆底肌肉的附着点。

③骶髂关节：骶骨侧关节面为透明软骨、髂骨侧关节面为纤维软骨，有骶髂骨间韧带、骶髂后韧带、骶髂前韧带加强。

④相连的韧带：骶结节韧带（从骶骨到坐骨结节）、骶棘韧带（把骨盆分为大、小坐骨切迹）、髂腰韧带（从 L_5 横突到骶骨翼）。

2. 软组织结构

（1）肌肉

①背部浅层肌肉

背阔肌：起于 $T_6 \sim T_{12}$、腰椎、骶骨、髂嵴后缘、下四肋骨，止于肱骨结节间沟底部。

肩胛提肌：起于 $C_1 \sim C_4$ 横突，止于肩胛骨内侧缘（肩胛冈水平上方）。

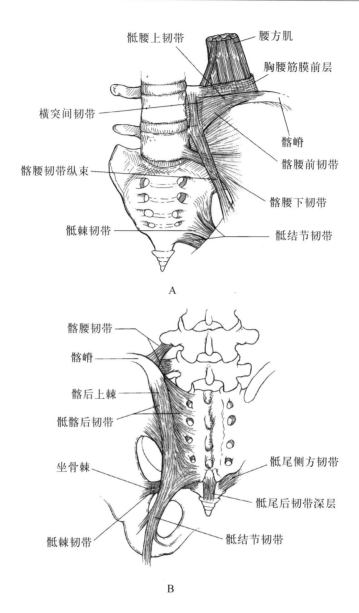

图 1-9 骶骨的解剖

A. 前面观;B. 后面观

小菱形肌:起于 $C_7 \sim T_1$,止于肩胛骨内侧缘(平肩胛冈水平)。

大菱形肌:起于 $T_2 \sim T_5$,止于肩胛骨内侧缘(肩胛冈水平以下)。

②背部深层肌肉

浅层(肋横突肌群或竖脊肌):髂肋肌、最长肌、棘肌。

深层(棘横突肌群):半棘肌、多裂肌、短旋肌群。

最深层：棘突间肌、横突间肌。

四、手术入路

(一)颈椎

1. 后路　患者置于反 Trendelenburg 体位(头高脚低位)，用 Mayfield 头架固定头部，以减少术中的静脉出血。

(1)枕骨到 $C_1 \sim C_2$ 后路(图 1-10)。

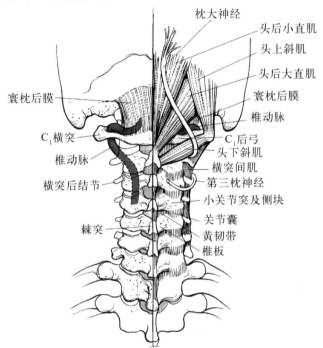

图 1-10　椎动脉及枕大神经走行，注意其与后正中线位置关系

(引自：An HS. Principles and Techniques of Spine Surgery. Baltimore：Williams and Wilkins，1998.)

①从枕骨粗隆至 C_2 棘突行后正中切口长 6～8cm。

②切开、剥离项韧带及椎旁肌，暴露 C_1 和 C_2 后部结构。

③C_1 后环向外侧剥离不能超过 1.5cm(有颈神经及椎动脉)，用力适当、注意避免 C_1 后环骨折。

④如需穿钢丝内固定，贴骨面适度剥离寰枕后膜及寰枢膜。

⑤枕骨：如需减压，可在枕骨大孔上方钻孔去除骨瓣以减压；如行固定融合，可在枕外隆凸部穿钢丝。

⑥神经血管结构。

枕下神经(C_1)：位于枕下三角内（运动神经）。

枕大神经(C_2)：绕过头下斜肌下缘，于其表面向上内行走（感觉神经）。

第三枕神经：（位于枕下三角外侧，为感觉神经）。

椎动脉：从 C_6 横突孔行至寰椎横突孔，然后穿入寰枕后膜外角。

（2）下颈椎后路

①正中切口，显露棘突及椎板（椎板间隙较宽，要注意避免穿进硬膜）。

②向外侧剥离直至横突，显露关节突关节及侧块。

③根据手术目的，可行椎板切除术、椎间孔切开术（切除上下关节突的内侧部分）进行神经根减压，或切除椎间盘或钩椎关节部位骨赘进行进一步减压。

相关解剖：C_5 神经根与脊髓约成 $45°$ 夹角发出，节段越往下，该夹角变得越大，C_8 神经根与脊髓夹角约为 $90°$。

神经根在椎间孔内的毗邻：前方为椎间盘和钩椎关节，后方为关节突关节，上下方为椎弓根，椎动脉位于神经根前方。

2. 前路　使用 Gardner-Wells 钳牵引固定颈部并保持颈部轻微后伸。

（1）中段颈椎的前内侧入路

①解剖标志：硬腭——平寰椎椎弓、下颌下缘——C_2～C_3、舌骨——C_3、甲状软骨——C_4～C_5、环状软骨——C_6、颈动脉结节——C_6。

②横行切口，自前正中线到胸锁乳突肌后缘。

③纵行或横行切开颈阔肌。

④恰在胸锁乳突肌前缘切开气管前筋膜，然后用手指钝性分离直到椎体，向外侧牵开颈动脉鞘（内含颈动脉、颈内静脉、迷走神经），向内侧牵开带状肌、气管、食管（图 1-11）。

⑤甲状腺上动脉可能会影响 C_3～C_4 以上节段的暴露，甲状腺下动脉可能会影响 C_6 以下的暴露（上述血管可以切断、结扎）。

⑥中线上切开椎前筋膜和前纵韧带，将颈长肌向外侧牵开。

⑦神经血管和关键结构。

喉返神经：左侧喉返神经绕过主动脉弓后在颈部于气管、食管之间上行，右侧喉返神经绕过右锁骨下动脉后沿气管上行，在下颈部，该神经从外向内走向位于中线的气管，使得右侧入路该神经易受损。拉钩放置时要位于颈长肌深面，对该神经有一定的保护作用。

交感神经和星状神经节：保持骨膜下剥离，不要过度向外剥离超过横突。

颈动脉鞘内含物：颈动脉、颈内静脉、迷走神经，位于胸锁乳突肌后方。

食管：内侧深部组织牵开时需要小心。

3. 其他颈椎前路

（1）C_1～C_2 经口入路（图 1-12）。

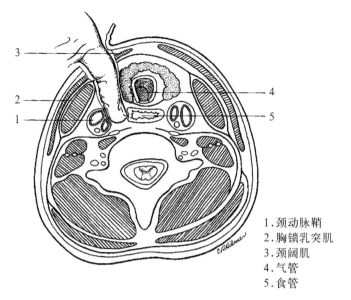

1. 颈动脉鞘
2. 胸锁乳突肌
3. 颈阔肌
4. 气管
5. 食管

图 1-11　经 Smith-Robinson 间隙手指钝性分离进入颈椎前方

(引自：AN HS，Riley L. AN Atlas of Surgery of the Spine. London，England：
Martin Dunitz，1998，绘图者 Carole Russell Hilmer)

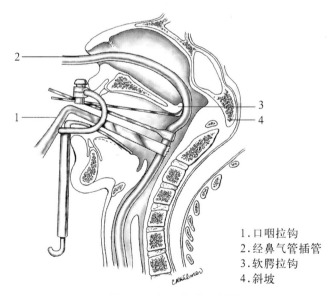

1. 口咽拉钩
2. 经鼻气管插管
3. 软腭拉钩
4. 斜坡

图 1-12　经口入路示意图

该入路可以显露寰椎前弓和 C_2 前中线附近区域。该切口向上可进一步切开软、硬腭进行延展，进而显露枕骨大孔和斜坡的下半部分(引自：AN HS，Riley L. AN Atlas of Surgery of the Spine. London，England：Martin Dunitz，1998，绘图者 Carole Russell Hilmer)

①纤支镜下经鼻气管插管,并留置鼻胃管。

②仰卧位,头部用 Mayfield 头架固定,稍过伸。

③用氯己定清洗口腔,手术前72h即开始静脉使用头孢类抗生素和甲硝唑以预防伤口感染。

④寰椎前结节是最关键的解剖标志,它是前纵韧带和颈长肌的附着点。

⑤放置经口拉钩,显露口咽后壁,切口用 1∶200 000 肾上腺素注射浸润。

⑥以前结节为中心做一长 3cm 纵切口,切开咽部黏膜和肌肉。

⑦骨膜外剥离显露寰椎结节以及前纵韧带,将颈长肌向外牵开。

⑧可用高速磨钻磨除寰椎前弓,显露齿状突。

(2)DeAndrade 及 Macnab 上颈椎前内侧入路

①颈部过伸、下颌转向对侧。

②沿胸锁乳突肌前缘并弧向乳突做手术切口。

③沿切口线切开颈阔肌及颈深筋膜浅层,显露胸锁乳突肌前缘。

④将胸锁乳突肌向前、颈动脉向外牵开。

⑤结扎甲状腺上动脉及舌血管,在切口上部辨清面动脉,由面动脉可以找到毗邻咀嚼肌的舌下神经。

⑥喉上神经紧邻甲状腺上动脉,应避免对该神经过度牵拉。

⑦剥离颈长肌以显露上颈椎前面和枕骨基底部。

(3)McAfee 上颈椎前方咽后路

①行右侧下颌下横切口,切开颈阔肌,显露胸锁乳突肌及颈深筋膜。

②用神经探测器找到面神经的下颌支并保护,结扎下颌后静脉。

③游离开胸锁乳突肌前缘,切除下颌下腺以及颈内静脉二腹肌淋巴结。

④小心地结扎涎腺导管,避免术后形成涎瘘。

⑤切断二腹肌肌腱并做好标记,以便手术结束后修复。

⑥接下来找到并牵开舌下神经,打开颈动脉鞘,从下至上依次结扎其动静脉分支,包括甲状腺上动静脉、舌动静脉、咽升动静脉、面动静脉。

⑦找到并牵开喉上神经。

⑧纵行切开椎前筋膜,显露并剥离颈长肌。

(4)Whitesides 及 Kelley 前外侧咽后路。

①自乳突向下沿胸锁乳突肌前缘做皮肤切口。

②结扎颈外静脉,尽量保留耳大神经。

③将胸锁乳突肌和头夹肌从乳突上切开,保留部分切缘以备后期修复。找到并保护好副神经脊髓支。

④将颈动脉鞘内容物和舌下神经一并向前方牵开,将胸锁乳突肌向后牵开。钝性分离至 $C_1 \sim C_3$ 横突和椎体前方。

（5）Verbiest 颈椎外侧入路。

①该入路在颈动脉鞘前方分离，显露位于横突后方的椎动脉和神经根。

②外侧的病变或必须显露椎动脉的情况下可使用该外侧入路。

4. **颈胸交界部**　上胸椎的前入路可使用下颈椎前入路、锁骨上入路、胸骨劈开入路或经胸入路（图 1-13～图 1-17）。

（1）C_6～T_2 的下颈椎入路：是下颈椎前内侧入路的延续。

（2）C_6～T_2 的锁骨上入路。

①锁骨上行横切口，在颈动脉鞘后方分离。

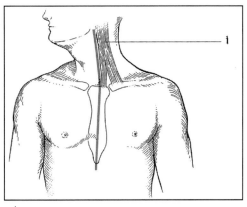

1.胸锁乳突肌

A

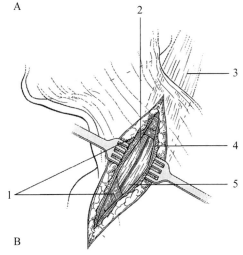

1.颈阔肌
2.带状肌
3.胸锁乳突肌
4.颈阔肌表面筋膜
5.胸锁乳突肌表面颈
　深筋膜

B

图 1-13　A. 胸骨劈入路径示意图；B. 切开颈阔肌后，锐性分离颈深筋膜

（引自：AN HS, Riley L. AN Atlas of Surgery of the Spine. London, England：Martin Dunitz, 1998, 绘图者 Carole Russell Hilmer）

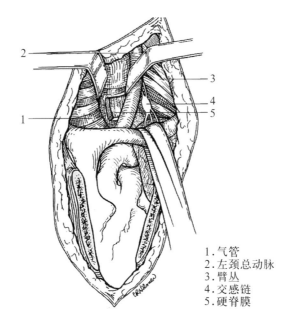

1. 气管
2. 左颈总动脉
3. 臂丛
4. 交感链
5. 硬脊膜

图 1-14 将食管、气管和头臂干轻柔地牵向右侧、将胸导管牵向左侧完成上胸椎的显露

（引自：AN HS，Riley L. AN Atlas of Surgery of the Spine. London，England；Martin Dunitz，1998，绘图者 Carole Russell Hilmer）

1. 胸骨舌骨肌
2. 肩胛舌骨肌上肌腹
3. 甲状腺
4. 胸锁乳突肌
5. 胸骨甲状肌
6. 胸大肌

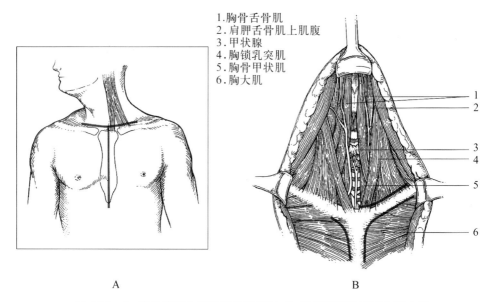

A   B

图 1-15 A. 胸骨劈开入路使用 T 形切口；B. 显露胸锁乳突肌和胸大肌

（引自：AN HS，Riley L. AN Atlas of Surgery of the Spine. London，England；Martin Dunitz，1998，绘图者 Carole Russell Hilmer）

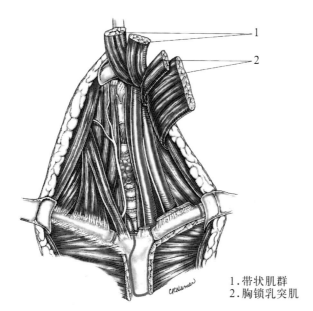

1. 带状肌群
2. 胸锁乳突肌

图 1-16　在胸骨柄上切断胸锁乳突肌的胸骨头和锁骨头

（引自：AN HS，Riley L. AN Atlas of Surgery of the Spine. London，England；Martin Dunitz，1998，绘图者 Carole Russell Hilmer）

1. 迷走神经
2. 左头臂干动脉
3. 主动脉弓

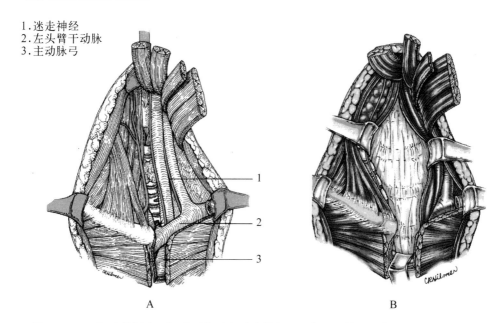

A　　　　　　　　　　　　　B

图 1-17　A. 切除锁骨内 1/3、方形切除部分胸骨柄；B. 牵开血管和气管显露颈胸交界部

（引自：AN HS，Riley L. AN Atlas of Surgery of the Spine. London，England；Martin Dunitz，1998，绘图者 Carole Russell Hilmer）

②切开颈阔肌后,切断胸锁乳突肌的锁骨头,然后切开其深面的筋膜、将肩胛舌骨肌从其滑车上剥离开。

③辨清锁骨下动脉及其分支,包括甲状颈干、肩胛上动脉、颈横动脉。肺尖和膈神经紧邻前斜角肌。

④切开前斜角肌,显露切口底覆盖肺尖的 Sibson 筋膜。

⑤使用剪刀横行剪开 Sibson 筋膜,然后将脏层胸膜和肺一起向下牵开。

⑥向内牵开并注意保护好气管、食管及喉返神经,此时可以通过胸廓入口从上向下看清胸后壁、星状神经节及上胸椎。必须辨识清楚并保护好喉返神经,同时还应辨清甲状腺下动脉、椎动脉。从左侧入路时要注意看清胸导管。

(3)$T_1 \sim T_4$ 的经胸入路(图 1-18～图 1-23)。

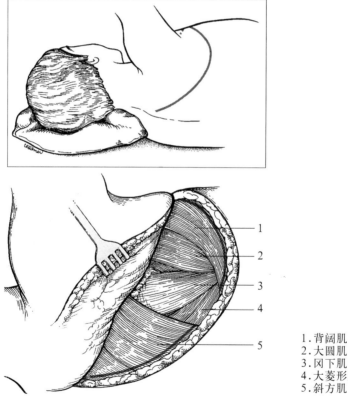

1.背阔肌
2.大圆肌
3.冈下肌
4.大菱形肌
5.斜方肌

图 1-18 A. 颈胸椎交界区的高位经胸腔入路;B. 平行于皮肤切口,邻近其棘突附丽部将斜方肌切开

(引自:AN HS,Riley L. AN Atlas of Surgery of the Spine. London,England: Martin Dunitz,1998,绘图者 Carole Russell Hilmer)

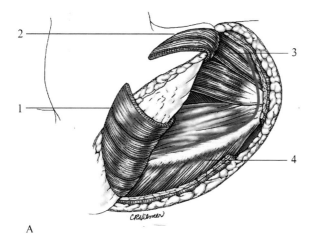

1. 斜方肌
2. 背阔肌
3. 前锯肌
4. 大菱形肌

A

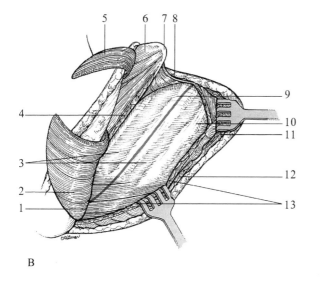

1. 髂肋肌
2. 斜方肌
3. 肋间外肌
4. 大菱形肌切缘
5. 背阔肌
6. 大圆肌
7. 肩胛骨下角
8. 前锯肌
9. 第3肋骨
10. 第4肋骨
11. 背阔肌
12. 斜方肌
13. 大菱形肌

B

图 1-19　A. 将大菱形肌从其止点附近切断,前锯肌尽量靠下切开;**B.** 然后可将肩胛骨向上外侧牵开,切开胸膜进入胸腔

（引自：AN HS, Riley L. AN Atlas of Surgery of the Spine. London, England：Martin Dunitz,1998,绘图者 Carole Russell Hilmer）

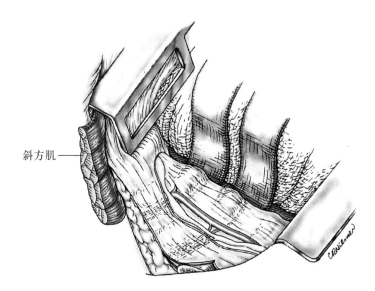

斜方肌—

图 1-20　放置拉钩显露上胸椎

（引自：AN HS，Riley L. AN Atlas of Surgery of the Spine. London，England：
Martin Dunitz，1998，绘图者 Carole Russell Hilmer）

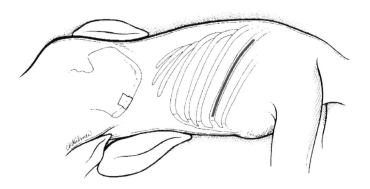

图 1-21　经胸腔入路切口

（引自：AN HS，Riley L. AN Atlas of Surgery of the Spine. London，
England：Martin Dunitz，1998，绘图者 Carole Russell Hilmer）

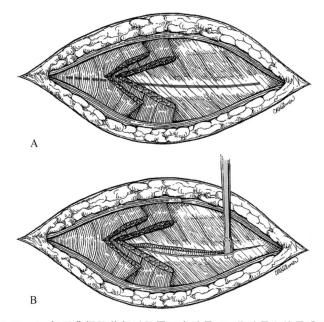

图 1-22 A. 切开背阔肌前部以显露下方肋骨；B. 将肋骨上的骨膜剥离

（引自：AN HS，Riley L. AN Atlas of Surgery of the Spine. London，England：Martin Dunitz，1998，绘图者 Carole Russell Hilmer）

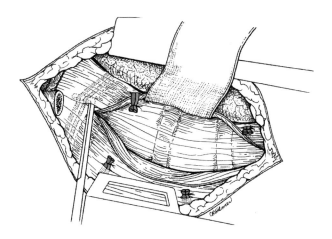

图 1-23 近肋椎关节处将肋骨切断

切开壁层胸膜找到椎前筋膜，按照图示结扎胸椎表面节段血管

（引自：AN HS，Riley L. AN Atlas of Surgery of the Spine. London，England：Martin Dunitz，1998，绘图者 Carole Russell Hilmer）

①建议选择右侧入路以避开左侧的锁骨下动脉,它比右侧的头臂干弧度更高。

②切口位于肩胛骨内下方。切开斜方肌、背阔肌、菱形肌和肩胛提肌,将肩胛骨向外侧牵开。

③从第3肋骨进入胸腔。

④可能需要切除第2～5肋骨后部长7～10cm。

⑤L形切开胸膜,显露椎体。

(4)C_4～T_4胸骨劈开入路

①皮肤切口起自左侧胸锁乳突肌前缘、沿胸骨中央向下延伸至剑突。

②切开颈阔肌和颈浅筋膜后,于外侧的血管神经鞘与内侧的内脏鞘之间进行钝性分离。

③将胸骨后脂肪组织和胸腺从胸骨柄上牵开。

④应细致地进行胸骨正中劈开术,避免损伤胸膜。找到胸骨舌骨肌、胸骨甲状肌及肩胛舌骨肌,必要时可切断。

⑤结扎并切断甲状腺下动脉。

⑥从头侧向尾侧钝性分离,直至显露左侧头臂静脉。

⑦颈动脉向外侧牵开、头臂静脉向下方牵开、气管向内侧牵开,显露椎体。

(二)胸腰椎

1. 后方入路 胸腰段手术时患者俯卧于四柱体位架(four poster spinal frame)或 Relton-Hall 体位架上,腰椎手术时采用跪姿。

(1)胸椎:后正中切口,显露后方结构(棘突、椎板、关节突关节、椎弓根和横突)。

经椎弓根入路:横突中央做一水平线、椎板和横突交界部做一垂线,两线交点为胸椎椎弓根位置所在。

后外侧入路:即肋横突切除入路。

①跨越4～5根肋骨,沿椎旁肌做C形弧切口,切口的中部距后正中线2.5英寸(1英寸=2.54cm)。

②潜行剥开皮肤及皮下组织,显露椎旁肌及脊柱后方结构。

③纵行或横行切断斜方肌和背阔肌,根据病变范围切除1～4节肋骨和横突。

④骨膜下剥离显露肋骨,距离椎体3.5英寸将其切断,然后将肋椎关节脱位。

⑤小心牵开胸膜,显露椎体。

(2)腰椎

①椎板切除术:显露棘突、椎板和黄韧带,切除黄韧带进入硬膜外间隙,切除部分上关节突、对侧隐窝进行减压,向内侧牵开神经根,摘除突出的椎间盘组织。

②经椎弓根入路:横突中央做一水平线、上关节突外侧缘做一垂线,两线交点为椎弓根位置所在。

2. 前方入路

(1)胸椎:经胸入路,切除肋骨并进入胸腔(图 1-21)。

①沿拟切除的肋骨做皮肤切口,起自背阔肌前缘,向前达肋骨-肋软骨交接处。

②背阔肌前部可潜行分离或少量切断,前锯肌的后缘可游离或切断。

③牵开斜方肌外缘,必要时可切断。

④先用电刀切开肋骨中央骨膜,然后用肋骨剥离器剥离肋间肌。

⑤前方于肋骨-肋软骨交接处切断肋骨,将肋骨提起,根据暴露需要确定肋骨切除长度。

⑥从肋骨床中央切开胸膜进入胸腔,将肺向前下方牵开。

⑦切开覆盖于椎体表面的胸膜,根据需要结扎位于椎体中部的节段血管。

(2)胸腹联合入路:切除第 10 肋、切开膈肌、进入腹膜后间隙。

①从椎旁肌外缘向前到肋软骨、沿第 10 肋走行做手术切口,切口弧向前方至腹直肌鞘外缘。

②切开肌肉层,去除第 10 肋。

③移除第 10 肋后劈开肋软骨。切开胸膜,将肺牵开。辨认肋软骨劈开部位深面的脂肪组织找到腹膜后间隙。

④钝性分离,将腹腔从膈肌下方及腹壁推开。

⑤牵开腹腔后,将腹壁的腹外斜肌、腹内斜肌、腹横肌作为一层切开。

⑥将膈肌从其在胸壁的附着处约 1 英寸处环形切开,缝线做好标记以便后期修复。

⑦显露 $T_{12} \sim L_1$ 要切断并推开膈肌角。

⑧根据需要切断结扎节段血管、牵开主动脉。

(3)腰椎

前外侧腹膜后入路:

①切开腹外斜肌、腹内斜肌和腹横肌(皮肤切口位置根据手术节段确定)。

②辨认腹膜后脂肪、从侧方进入腹膜后间隙,避免误入恰位于腹直肌鞘外侧的腹膜。

③沿腰大肌前方用手指钝性分离,即可到达脊柱。

④要辨清腰大肌前表面的生殖股神经以及肌肉内侧的交感链。

⑤输尿管位于前方腹膜的深面。

⑥游离开血管(主动脉或腔静脉),根据需要可切断结扎位于椎体中部的节段血管。

⑦显露腰骶交界区需要游离开髂血管。

前方肌肉劈开入路:

①沿腹直肌缘从脐到耻骨做旁正中纵切口。

②切开腹直肌鞘并将该肌向内牵开。

③沿腹膜附着处小心切开腹直肌后鞘进入腹膜后间隙。

④用手指钝性分开腹膜显露下腰椎（$L_3 \sim S_1$）。

经腹腔入路显露腰骶交界区。

①在耻骨上方做一纵行或横行切口（图 1-24,图 1-25）。

②进入腹膜,牵开肠管（图 1-26A）。

③提起后腹膜并切开。

④游离开髂血管显露 $L_4 \sim S_1$（图 1-26B）。

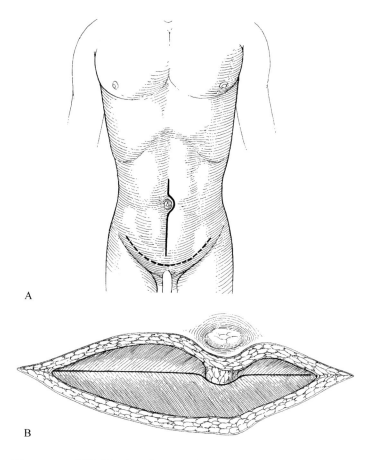

图 1-24　A. 腰椎的经腹入路；B. 沿腹白线中线做竖切口切开腹直肌

（引自:AN HS,Riley L. AN Atlas of Surgery of the Spine. London,England:Martin Dunitz,1998,绘图者 Carole Russell Hilmer）

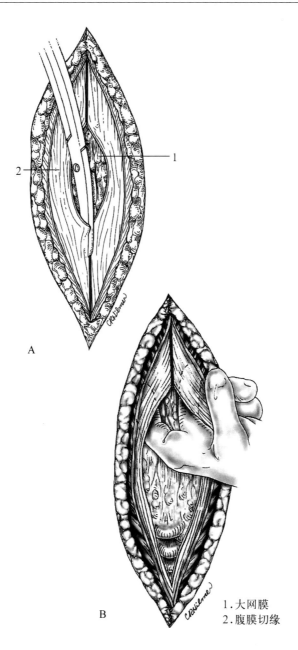

A

B

1. 大网膜
2. 腹膜切缘

图 1-25　A. 切开腹膜进入腹腔时要非常小心，避免损伤腹内脏器；
**　　　　　B. 牵开腹腔脏器显露椎体**

（引自：AN HS, Riley L. AN Atlas of Surgery of the
Spine. London, England：Martin Dunitz, 1998, 绘图者 Carole
Russell Hilmer)

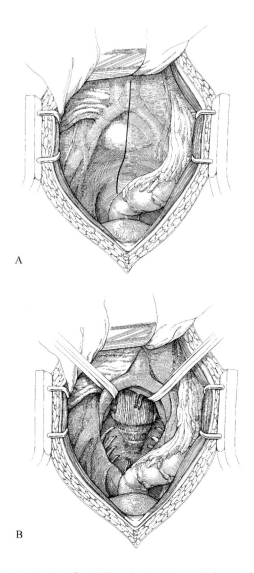

A

B

图 1-26 A. 将大网膜及其腹腔内容物牵开显露腹主动脉分叉；

B. 牵开两侧髂总动脉显露 $L_5 \sim S_1$ 椎间隙

第2章 病史及查体

一、病史

(一)脊柱退行性疾病

1. 询问病史 是患者评估中最重要的一环。

(1)可获得初步诊断及需进行的鉴别诊断。

(2)指导体格检查及需使用的辅助检查。

2. 脊柱的疼痛

(1)机械性与非机械性疼痛

①机械性疼痛往往与活动相关,休息可缓解,一天内随活动增多可进行性加重。

②非机械性疼痛的病因往往为肿瘤和(或)感染,与活动无关,晚上加重,休息或制动不能缓解。

(2)轴性与神经根性疼痛

①轴性疼痛通常比较弥散:颈椎疾患会出现肩胛部或肩部牵涉痛,腰椎疾患会出现臀部或大腿后方疼痛。

②神经根性疼痛通常出现相应皮节支配区的感觉异常、麻木或无力(图 2-1),有神经根紧张体征(表 2-1)。

3. 脊髓病(myelopathy)(图 2-2)

(1)其疼痛症状模糊不清、特征不明,因此患者往往存在较长时间的感觉、运动功能受损症状,但其表现含糊不清。

(2)非皮节分布的颈部、上下肢疼痛,或某颈神经皮节分布区疼痛。

(3)行走慢、宽基步态(broad-based gait)。

(4)上肢精细活动障碍,在早期可注意到系纽扣困难。下肢会出现功能障碍及痉挛。晚期可有大小便功能障碍。

(5)可出现病理长束征(long tract sign)(表 2-2)。

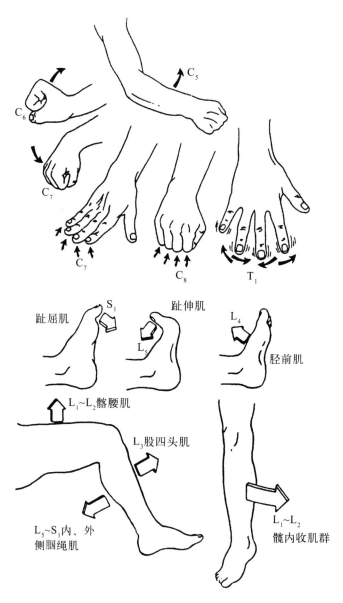

图 2-1　颈、腰神经根的运动功能检查

表 2-1　神经根紧张体征(Nerve Tension Signs)

		表　　现
颈椎	Spurling 征	颈部后伸并向患侧旋转,引发上肢神经根性疼痛
	压迫试验	轴向下压头部复制疼痛
	牵拉试验	牵拉头部能缓解疼痛
	肩外展试验	将患肢抬高能减轻疼痛
腰椎	Lasegue 征(直腿抬高试验,Straight leg raise,SLR)	患肢抬高,髋关节屈曲<60°即可引起下肢神经根性疼痛(非腰背痛)
	Bowstring 征	成功引发患者下肢疼痛症状、Lasegue 征阳性后,此时将膝关节屈曲,如果屈膝能消除患者疼痛,该体征为阳性
	Frajersztajn 征(对侧 SLR)	将不痛的健侧下肢抬高,引起腰背痛及患侧下肢疼痛(一般提示椎间盘游离脱出或较大块脱出)
	股神经牵拉试验(反 SLR)	患者侧卧位或者俯卧位,髋关节伸展,会牵拉股神经引起 L_3 或 L_4 支配区疼痛

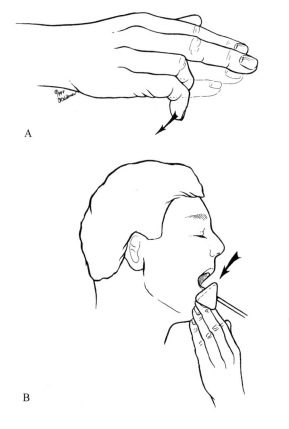

A

B

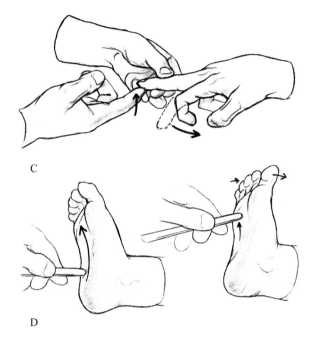

图 2-2　脊髓病的运动功能检查

A. 手指逃逸征；B. Jaw-Jerk 反射；C. Hoffman 征；D. Babinski 征（引自：AN HS，Riley L. AN Atlas of Surgery of the Spine. London，England：Martin Dunitz，1998，绘图者 Carole Russell Hilmer）

表 2-2　脊髓病体征

长束征及病理反射	检查方法（激发试验）及结果
Lhermitte 征	颈部屈曲，引起电休克样感或上下肢的放射性感觉异常
手指逃逸征（Finger escape）	嘱患者伸直双手手指并将手指并拢，此时患者尺侧手指不能合拢，处于外展状态
下颌反射（Jaw jerk）亢进	轻敲下颌出现反射亢进，提示脑干部上运动神经元损害，主要涉及咬肌、颞肌与第 V 对脑神经
Shimizu（scapulohumeral，肩胛肱骨反射）	轻敲肩胛冈尖部及肩峰引起肩上抬，提示上颈椎脊髓受压
桡骨膜反射倒错（inverted radial reflex）	轻敲肱桡肌腱，出现手指痉挛屈曲而不是正常应出现的腕背伸，该反射阳性提示 C_6 节段脊髓受压
Hoffman 征	中指保持背伸状态，突然弹拨中指指尖、背伸远侧指间关节（DIP），引起手指及拇指屈曲
Babinski 征	从脚后跟向第 5 足趾轻划足底外侧缘，踇趾向上背伸，余趾呈扇形展开
阵挛（Clonus）	用力被动牵张肌肉，出现非自主性的肌肉节律性收缩

（二）脊柱创伤性疾病

1. 任何创伤病人首先应检查 ABC（airway、breath、circulation，气道、呼吸和循环）。

2. 应追溯其受伤机制。

3. 应记录疼痛情况及神经症状。

（三）脊柱畸形

1. 畸形和疼痛是最常见的两种主诉。

（1）小孩的主诉中疼痛更为常见，可能的病因有脊髓或脊柱肿瘤、Scheuermann 病、脊柱滑脱症。

（2）成人脊柱畸形引起的疼痛往往位于凸侧，早期主要因为肌肉疲劳，后期因发生退行性变畸形凹侧亦出现疼痛。

2. 青少年脊柱侧凸病人，应询问病史、家族史、月经史、发现畸形的时间及畸形进展情况。

二、体格检查

（一）视诊

1. 检查冠状面和矢状面有无明显畸形。

（1）冠状面

①从第 7 颈椎吊一铅垂线，观察有无脊柱侧凸。

②观察骨盆有无倾斜。

③观察双肩是否等高。

④观察双肩胛骨隆起情况。

⑤观察肋骨隆起情况。

（2）矢状面平衡和局部畸形情况

①正常颈椎前凸：$20°\sim40°$。

②正常胸椎后凸：$20°\sim45°$。

③正常腰椎前凸：$40°\sim60°$。

2. 观察有无皮肤或皮下病变。

（1）神经纤维瘤病人可有牛奶咖啡斑。

（2）后正中线上毛发、局部凹陷或红斑提示可能存在隐性脊柱裂。

3. 神经功能受损的病人注意观察肌肉萎缩情况。

（二）触诊

1. 骨骼触诊　棘突、髂后上棘"腰窝"、肩胛骨及肋骨、髂嵴、骶尾骨、大转子和坐骨结节。

2. 软组织触诊　注意有无肌肉痉挛及疼痛触发点：斜方肌、菱形肌/肩胛提肌、椎旁肌、臀肌、梨状肌、坐骨神经。

(三)活动度

1. 颈椎　屈45°(下颌可触及胸壁)、伸75°、侧屈40°、旋转75°。

2. 胸腰椎　屈80°(亦可测量弯腰时手指尖离地面距离)、伸40°、侧屈40°、旋转45°。

(四)神经根功能的检查

1. 感觉检查

(1)四种感觉功能的检查(反应脊髓内不同的传导通路)。

①按脊髓内不同感觉传导通路进行相应的各种感觉功能检查。

②轻触觉用棉签检查。

③温度觉用两管分别装热水、冷水的试管检查。

④本体感觉检查从末节趾骨或踇趾开始,从远到近对大关节逐一检查。

(2)应注意感觉功能障碍是否按皮节分布(提示神经根病变)(表2-3),或呈手套/袜套样套式分布(提示神经内科疾病)。

表 2-3　感觉皮节分布的解剖定位

神经根	皮节分布
C_5	上臂外侧
C_6	大拇指
C_7	中指
C_8	小指
T_1	前臂内侧
T_4	乳头
T_{10}	脐部
L_1	腹股沟
L_2	大腿前方
L_3	膝部
L_4	内踝
L_5	踇趾
S_1	足小趾
S_2	大腿后方
$S_3 \sim S_5$	肛周

2. 运动检查(图2-3)

(1)肌力分级:5级正常、4级可对抗轻阻力、3级可以对抗重力、2级不能对抗重力、1级有肌肉收缩、0级没有肌肉收缩。

(2)神经根支配的运动/反射功能(表2-4)。

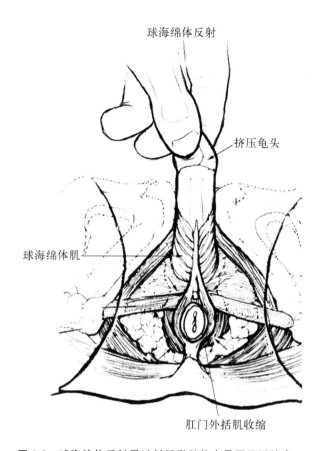

图 2-3 球海绵体反射用以判断脊髓休克是否已近结束

表 2-4 运动功能检查

神经根	支配肌肉	反射
C_5	三角肌、肱二头肌	肱二头肌腱
C_6	肱二头肌、腕伸肌	肱桡肌腱
C_7	肱三头肌、腕屈肌	肱三头肌腱
C_8	手指屈肌	
T_1,T_2	手内在肌	
$T_2 \sim T_{12}$	肋间肌、腹直肌	腹部 Beevor 征——刺激腹壁时腹肌不对称收缩引起脐移位
$L_1 \sim L_3$	髂腰肌	
L_4	胫前肌	膝腱
L_5	拇长伸肌	胫后肌腱
S_1	腓骨肌,腓肠肌	跟腱

(五)特殊的激发试验

1. Adson 试验　用于检查胸廓出口综合征。上肢外展、后伸及外旋,头转向检查侧,触摸桡动脉搏动,如果脉搏消失、症状复制,为阳性。

2. 骶髂关节检查

(1)Patrick 试验:髋屈曲、外展以及外旋,引起骶髂关节部位疼痛。

(2)Gaeslen 试验:患者下肢垂于床缘外(髋后伸),引起同侧骶髂关节疼痛。

3. Shober 试验　正常腰椎伸展度>5cm。患者直立,在髂后上棘上方10cm做一标记,嘱患者弯腰后再测量该距离,若该值<15cm,提示强直性脊柱炎可能。

4. Waddell 征

(1)查体没有发现器质性病变。

(2)下述体征中如果发现有三个或更多,提示患者装病。

①压痛表浅或非解剖节段分布,并与检查结果不相符。

②模拟旋转或轴向施压试验:让患者站直、脚并拢,然后旋转骨盆或从头顶部下压。这些动作不应引起疼痛。

③仰卧位进行直腿抬高试验明显阳性,但坐位伸膝进行直腿抬高检查(Flip征、倾倒试验)为阴性。

④不按解剖学分布的肌力下降及感觉异常。

⑤检查时患者反应过激。

第3章 脊柱影像学及辅助检查

一、影像学检查

(一)概述

1. 脊柱影像学检查方法有:普通 X 线片、CT、MRI、骨扫描、脊髓造影检查、血管造影检查、椎间盘造影检查(表 3-1)。

2. 详细询问病史和全面查体,得到初步临床诊断,据此选择合适的影像学检查方法及检查时机。而辅助检查可对病史采集、体格检查获得的信息进一步判定。

3. 充分了解各种影像学检查对不同疾病诊断的敏感性、特异性和准确性,是选择合适检查方法的基础。

(1)急性颈痛或腰背痛、合并神经根病变。

①非手术治疗一般能获得一定改善。

②一般推迟到症状出现后 4～6 周才进行诊断性影像学检查,但在创伤、神经功能损害进行性加重、怀疑肿瘤或感染时,检查不能延迟,而应早期进行影像学检查。

(2)如果仅根据影像学结果进行疾病的诊断,而不结合患者的临床表现,则会出现很高的诊断假阳性率。

①普通 X 线片显示几乎所有个体 40 岁之后都有脊柱老化和退行性改变(图 3-1)。

②颈椎 MRI 结果表明:无临床症状、但 MRI 显示有椎间盘突出的比例,<40 岁个体为 14%、>40 岁为 28%;无临床症状、但 MRI 显示有椎间盘退行性疾病的比例更高,<40 岁个体为 25%、>40 岁为 56%。

③腰椎 MRI 结果表明:无临床症状、但 MRI 显示有椎间盘突出的比例,20—39 岁的个体为 21%、>60 岁为 36%。

60 岁以上人群 MRI 显示有椎管狭窄但并无临床症状者,其比例为 21%;所有年龄段超过 50% 其 MRI 上会发现有椎间盘膨出、但无临床症状。

表 3-1　影像学检查

检查方法	适应证和优势	局限性
X 线片	创伤、肿瘤、感染、畸形和退行性疾病的初筛检查	无特异性 骨丢失超过 30％～40％ X 线片上才会有阳性发现
CT	可进行横断面扫描、并进行多平面以及三维重建 优势：能显示骨组织细节，对骨折检查较好，能鉴别致压物的质地（软性椎间盘突出压迫/硬质的增生骨赘、骨化物压迫）	对脊髓及软组织病变准确性差 观察范围窄 有放射损害
脊髓造影及 CT 脊髓造影检查	在脑脊液中注射水溶性显影剂，可清楚显示硬膜囊 硬膜囊或神经根袖出现压迹提示硬膜囊外肿物可能，如有充盈缺损提示囊内病变	为侵袭性操作 如病变引起造影剂中断，则该部位远端无法显像观察 脊髓造影 CT 检查提高了椎间孔/侧隐窝狭窄以及椎间盘突出诊断的准确性，CT 横断面及多平面重建图像能很好地显示侧隐窝及椎间孔
MRI	大多数脊柱脊髓病变的首选 使用脉冲 RF 激发，MRI 通过探查质子从激发态回归基线的能量释放进行成像 准确 观察范围宽 可提供多平面图像 非侵入性 没有放射线暴露	骨组织的观察不如 CT 畸形较重的情况下整体结构判断有时较困难 花费高 检查环境封闭、显得压抑 肥胖病人检查困难
骨扫描（^{99m}Tc，^{67}Ga 柠檬酸盐，^{11}In 标记白细胞扫描）	适合检查肿瘤全身骨转移 分辨急性或陈旧性峡部骨折	无特异性
椎间盘造影术	诱发试验可判断患者症状是否因该节段椎间盘病变引起 复制出相同性质、相同分布区域的腰/颈痛方能判断为阳性 椎间盘撕裂时，可见造影剂经过纤维环破裂处溢出椎间隙 适应证：持续性腰背痛但无放射痛（怀疑椎间盘源性疼痛）、脊柱融合手术前的评估	该技术存在争议，应有选择性使用 风险包括：感染、术后神经根性疼痛、头痛、医源性椎间盘退变或突出

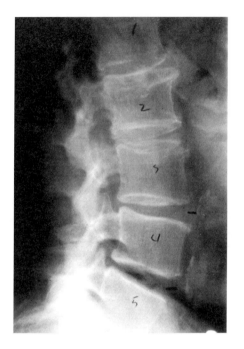

图 3-1　腰椎侧位片显示 $L_4 \sim L_5$ 椎间盘真空征,提示该节段椎间隙塌陷、椎间盘退变

（二）MRI（图 3-2）

1. 禁忌证:颅脑内有含铁的金属内植物、眼内有金属物、内耳有内植物、安装有起搏器。

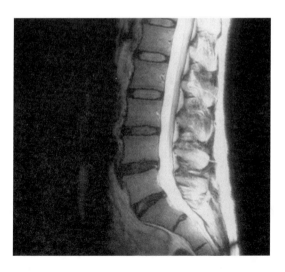

图 3-2　腰椎 MRI（T_2 矢状面）提示 $L_4 \sim L_5$ 及 $L_5 \sim S_1$ 椎间隙信号强度降低、椎间盘高度轻度降低

2. 除非使用特殊的成像技术、或内植物为钛质而非不锈钢材质,否则金属内植物周围的成像效果很差。

3. T_1 及 T_2 加权成像能很好地显示组织特性(表 3-2)

表 3-2　人体各种组织的 MRI 表现

组织类型	T_1 信号	T_2 信号
骨皮质	低	低
肌腱/韧带	低	低
透明软骨	中	中
自由水	低	高
脂肪	高	低
脓肿	中	高

①重复时间(repetition time,TR):射频脉冲(radiofrequency,RF)的时间间隔。

②回波时间(echo time,TE):RF 和记录之间的时间间隔。

③T_1 加权成像:短 TR(400～600ms),短 TE(5～30ms)。

④T_2 加权成像:长 TR(1500～3000ms),长 TE(50～120ms)。

4. 特别适合 MRI 的检查指征。

(1)术后瘢痕与椎间盘突出复发的鉴别:进行钆增强 MRI 扫描,因瘢痕组织血运丰富 T_1 加权像可被增强,而复发椎间盘无增强。

(2)感染与肿瘤鉴别:脊椎骨髓炎中,椎间盘会出现病损出现 T_1 加权信号降低、T_2 加权信号增高。而脊柱肿瘤其椎间盘组织一般没有明显损害,但是应注意椎体会出现上述类似信号改变。

(3)压缩性骨折与病理性骨折鉴别,一般很难区分。

①病理性骨折:累及整个椎体、椎弓根通常受累、有软组织包块、形成椎管内压迫。

②骨质疏松压缩性骨折:很少累及椎弓根、只累及部分椎体。

(4)脊髓损伤:MRI 可区分脊髓水肿和出血,脊髓水肿 T_2 为高亮影、T_1 信号降低,出血则 T_1、T_2 均为高亮信号。

5. 椎间盘退行性变的 MRI 表现(图 3-3,图 3-4)。

(1)纤维环放射状撕裂表现为由髓核向外周延伸的裂缝,后方纤维环内的高亮影(high-intensity zone,HIZ)提示放射状撕裂,可能具有临床意义。

(2)终板 Modic 改变。

①1 型:T_1 低信号、T_2 高信号,可能存在脊柱节段性不稳和疼痛。

②2 型:T_1 高信号、T_2 信号正常,其机制为终板周围骨髓脂肪样变,很少出现临床症状。

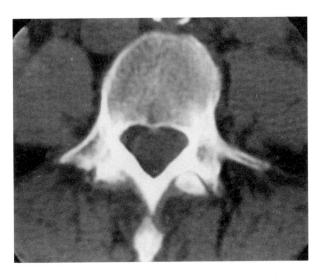

图 3-3　L$_4$ 轴位片(CT)显示其椎弓根和椎体解剖形态,注意硬膜囊亦清楚可见

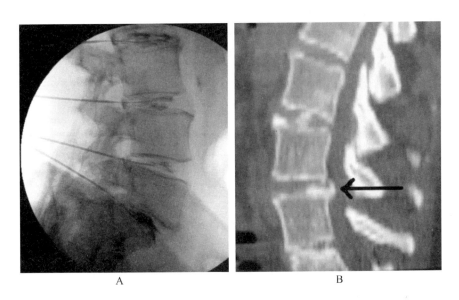

A

B

图 3-4　A. 椎间盘造影术侧位片显示造影剂从 L$_5$~S$_1$ 椎间隙中溢出,提示纤维环撕裂;B. 椎间盘造影术后再行 CT 检查,能清楚显示造影剂自 L$_4$~L$_5$ 间隙向后溢出

③3 型：T_1、T_2 均为低信号，为脊柱退变晚期、椎间关节硬化改变，脊柱节段活动降低。

二、电生理学检查

(一)肌电图(electromyography，EMG)和神经传导速度检查(nerve conduction study，NCS)

1. EMG/NCS 只能够检查神经根内的运动神经束功能情况。但神经根出现病变时，神经根内所含的运动神经纤维束、感觉神经纤维束和自主神经纤维束均可能会受累。

2. 周围神经的肌肉复合动作电位波幅降低程度与神经根压迫性疾病所引起的轴突退变程度成正比。

3. 多根神经根受累时，如腰椎管狭窄征，周围神经的肌肉复合动作电位改变更为明显。

4. 发生在神经近端的局部病损，如神经根压迫性疾病，外周神经传导速率或潜伏期可能并不会受影响。

5. 神经根病变的电生理检查金标准是针电极肌电图(needle EMG)。

(1)急性神经根病变最早期的 EMG 表现是募集期运动单元动作电位数量减少。

(2)早期会出现多相位数量的增多。

(3)在神经根损伤后数日内，可能会观察到在萎缩肌肉中 C_7 或 S_1 神经根 H 反射潜伏期延长及 F 波出现率降低。

(4)自发的肌肉电位活动、震颤电位，以及 F 波阳性是急性神经根病变的标志。

(5)巨大电位、时程延长、多相动作电位提示神经再支配。

(6)当神经根病变恢复后，多相电位相数减少，但是运动单元电位仍较正常未受累及的肌肉波幅大、时限长。

6. EMG/NCS 适应证。

(1)临床表现提示神经疾患，如前角运动神经元病、神经卡压综合征、颈椎管狭窄等。

(2)影像学和临床证据不相符、但高度怀疑患者存在神经根病变时。

(3)神经损伤表现进行性加重或恶化时。

(二)体感诱发电位和运动诱发电位

1. 体感诱发电位检查从周围神经到脊髓后柱的感觉通路。

2. 是最常用的术中监测保护脊髓的技术。

3. 皮肤体感诱发电位在术中使用能够监测神经根功能。

4. 运动诱发电位可用来评估脊髓内运动通路，特别是前路手术可能会损伤脊髓前部时。

第4章 脊柱及脊柱内固定系统的生物力学

一、基本概念

1. 脊柱功能单位 由椎间盘、相邻的椎体、小关节突关节复合体组成。

2. 脊柱稳定性

(1)生理负荷下,脊柱功能单位既不会出现异常应变,也不会出现过度运动,神经结构得以获得保护。

(2)除脊柱功能单位稳定性外,相关肌肉紧张、胸腹腔压力及肋骨框架的支撑对脊柱稳定性的保持也发挥重要作用。

3. 脊柱的矢状面平衡

(1)依靠颈椎前凸、胸椎后凸、腰椎前凸和骶椎后凸维持。

(2)负重轴线通过 C_1、C_7、T_{10} 和 S_2。

二、运动学

(一)颈椎

1. 寰枕关节(枕骨～C_1) 屈/伸 13°(点头动作)、侧屈可达 8°、轴向旋转可达 4°。上述运动可互相耦合,如抬下巴动作(chin out)时会伴有寰枕关节的后伸运动。

2. 寰枢关节(C_1～C_2) 轴向旋转约为 45°、前屈/后伸有 10°、不能侧屈。

3. 下颈椎

(1)屈曲/伸展:由于小关节突关节在水平面上成 45°,因此矢状面上屈伸运动度较大。C_2～C_3 为 8°、C_3～C_4 为 13°、C_4～C_5 为 12°、C_5～C_6 为 17°、C_6～C_7 为 16°、C_7～T_1 为 9°。

(2)侧屈:约 6°,与旋转活动耦合,侧屈时棘突旋向凸侧。

(3)轴向旋转:约 50% 的旋转活动发生在下颈椎。

(二)胸椎

1. 肋骨和小关节突关节陡直的关节面限制了运动度。

(1)屈曲/伸展:可达 75°,屈曲幅度大于后伸,节段越向尾端屈曲度越大。

(2)轴向旋转:达 70°,节段向尾侧延伸,旋转度逐步减小。

(3)侧屈:可达 70°。

2. 节段越向尾端,屈曲/伸展和侧屈活动度越大,但旋转度越小。

3. 侧屈时会伴随一定幅度的旋转活动,上胸椎侧屈时棘突旋向凸侧,但在中下胸椎耦合活动不明显。

(三)腰椎

1. 屈曲/伸展　屈曲/伸展活动度为 85°,屈曲大于后伸,节段越向尾端,屈/伸活动度越大。

2. 侧屈　活动度为 30°。

3. 轴向旋转　腰椎小关节关节面的矢状位走向限制了腰椎旋转度,旋转度最小的节段是 $L_5 \sim S_1$。

三、脊柱不稳的生物力学和内固定

(一)枕骨-颈椎

1. 寰枕不稳

(1)测量齿突尖到枕骨基底的距离来判定:正常值为 4～5mm,屈/伸活动时移位超过 1mm 为异常。

(2)Power 比值可判断寰枕关节前脱位(图 4-1),该值是颅底点至 C_1 棘突椎板线的距离除以枕骨大孔后缘(颅后点)到 C_1 前弓后缘的距离,如果>1 表明寰枕关节前向不稳。

2. 颅底凹陷症

(1)McGregor 线:齿状突尖突入枕骨大孔超过 4.5mm 即为异常。

(2)Ranawat $C_1 \sim C_2$ 指数:<13mm 即为异常。

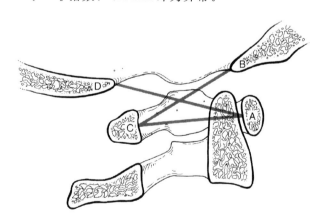

图 4-1　Power 比值(BC/DA)>1 提示寰枕关节前向不稳,其计算方法是颅底点与 C_1 棘突椎板线的距离除于枕骨大孔后缘(颅后点)与 C_1 前弓后缘的距离

(引自:AN HS, Riley L. AN Atlas of Surgery of the Spine. London,England:Martin Dunitz,1998,绘图者 Carole Russell Hilmer)

(3)Redlund-Johnell 枕骨～C_2 指数:男性<33mm、女性<27mm 即为异常。

3. 寰枢关节(C_1～C_2)不稳

(1)寰椎横韧带对维持稳定非常重要

①寰齿间隙(Atlantodens interval,ADI):ADI>3mm 提示横韧带断裂,ADI>5mm 提示横韧带和翼状韧带均断裂,儿童>4.5mm 为异常。

②脊髓可容纳空间(Space available for the cord,SAC):ADI>10mm 或 SAC<14mm 脊髓会有受压。

(2)寰椎骨折时,侧块向侧方移位总和>6.9mm,提示横韧带断裂。

4. C_2 骨折

(1)齿状突骨折会引起 C_1～C_2 不稳。

(2)C_2 椎弓根或 Hangman 骨折(创伤性 C_2 滑脱),引起屈曲不稳定。

(二)上颈椎的固定

1. 后方固定方法

(1)椎板下钢丝技术:Brooks 椎板下钢丝技术较 Gallie 技术坚强,特别是抗旋转和抗向前平移的稳定性(图 4-2)。

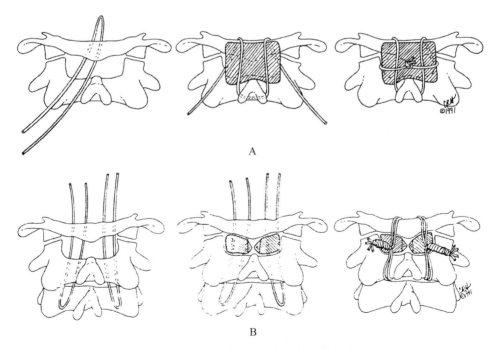

A

B

图 4-2　Gallie 及 Brooks 椎板下钢丝技术

A. 为 Gallie 技术;B. 为 Brooks 技术

(2)经关节突关节螺钉固定技术(Magerl):固定坚强,特别是抗旋转稳定性(图4-3)。

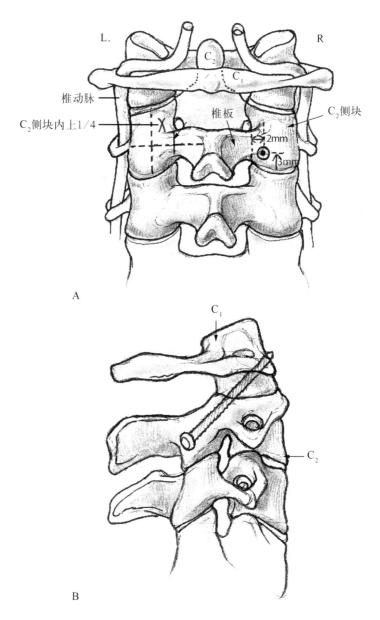

A

B

图 4-3 Magerl 经 C₁～C₂ 侧块关节螺钉固定、融合技术,自 C₂ 侧块下部打入螺钉、穿经侧块关节进入 C₁ 侧块内

（3）枕颈钢板固定或 Luque 棒固定：比钢丝技术坚强。

（4）C_1 侧块螺钉／C_2 椎弓根螺钉技术（图 4-4、图 4-5）：是生物力学上最坚强的固定。

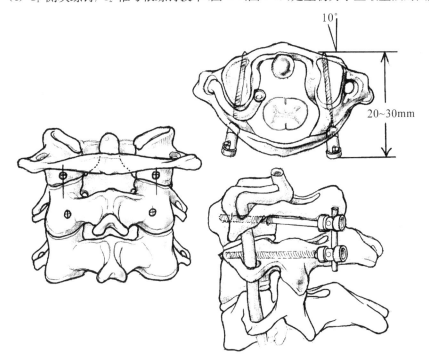

图 4-4　C_1 侧块螺钉（Harm 技术）及 C_2 椎弓根螺钉的进钉点及进钉方向

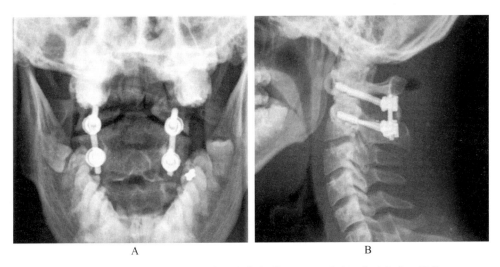

A

B

图 4-5　使用 C_1 侧块螺钉、C_2 椎弓根螺钉的 $C_1 \sim C_2$ 后路固定融合术 X 线片

2. 前方齿状突螺钉技术(图 4-6) 生物力学上两枚螺钉固定更坚固,但一枚螺钉固定临床上可能也已足够。

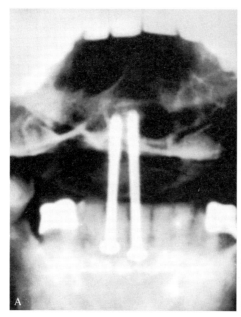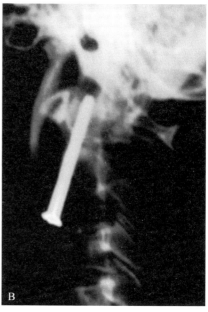

图 4-6 C₂ 齿状突骨折的前路齿状突螺钉技术,开口位(A)及侧位(B)影像

(三)下颈椎的生物力学

1. White 及 Panjabi 临床下颈椎稳定性评估。

(1)维持稳定的解剖结构:前方稳定结构(纤维环、前后纵韧带、椎体),后方稳定结构(黄韧带、小关节突关节及关节囊、椎板及棘间韧带)。

(2)下颈椎临床稳定性评估表,总分≥5 分即被认为不稳定,评分项目如下:

前方结构破坏:2 分

后方结构破坏:2 分

矢状面上相对位移超过 3.5mm:2 分

矢状面上相对旋转成角超过 11°:2 分

神经根牵拉实验阳性:2 分

脊髓损伤:2 分

神经根损伤:1 分

椎间盘异常狭窄:1 分

预期罹受危险负荷:1 分

2. 因韧带断裂引起下颈椎动力位片矢状面相对位移>3.5mm 或旋转成角>11°即提示不稳定。

3. 在脊柱骨性结构破坏,如颈椎垂直压缩和屈曲压缩损伤的情况下,此时后柱结构的完整性决定脊柱整体结构的稳定性。如再行椎板切除术或关节突关节切除术,将进一步加重颈椎不稳。如行椎板切除术,稳定性会进一步丧失 18%,且 C_2 或 C_7 这两个节段的椎板切除术对颈椎稳定性的影响更大。如行椎板切除加关节突关节切除术,稳定性会进一步丧失 60%。如行双侧关节突关节部分切除术,切除范围超过 50% 亦会引起不稳。

(四)颈椎融合术

1. 颈椎前方融合术

(1)颈椎前路减压手术引起所有前方韧带破坏的话,脊柱节段的稳定性将减少 52%。

(2)如行颈椎前路椎体间融合,颈椎的屈曲稳定性可完全恢复。

(3)Smith-Robinson 型椎间植骨融合可恢复 55% 的颈椎后伸稳定性。

(4)骨密度会影响植骨块的抗压强度。

(5)前路椎体间融合联合钢板内固定能增加颈椎后伸稳定性。

2. 颈椎后方内固定

(1)棘突间钢丝固定:能恢复 33% 的屈曲稳定性,但不同的钢丝固定技术获得的稳定性不同。

(2)小关节突穿钢丝、捆绑植骨块固定融合:获得 55% 的屈曲稳定性。

(3)经关节突关节穿钢丝固定:获得 88% 的屈曲稳定性。

(4)后路侧块钉棒内固定(图 4-7、图 4-8):屈曲(92%)和后伸(60%)稳定性最高。

(5)椎弓根螺钉技术:很容易侵入椎弓根内壁,可在透视监控下进行,也可先行椎板、椎间孔切开术再行颈椎弓根螺钉置入。

3. 颈椎支具

(1)软颈围:佩戴比较舒适,但不能维持稳定。

(2)费城(Philadelphia、Miami-J)颈托:佩戴后仍会有正常值 30% 的屈曲、后伸活动,抗旋转及侧屈能力差。

(3)四柱矫形器:能很好地维持中段颈椎的稳定性(可有正常值 20% 的活动)。

(4)颈胸支具

胸-枕-下颌固定支具(sterno-occipital-mandibular immobilized,SOMI),能很好地控制上段颈椎的屈曲活动($C_2 \sim C_5$),但不能有效地限制后伸。

硬质颈胸支具(Yale 型),能很好地控制屈曲/后伸,只能轻度控制旋转,并只能控制 50% 的侧屈。

(5)Halo 架:是控制所有方向上颈椎活动最好的器械,特别能控制上颈椎活动,但不能维持牵张矫形的力量(图 4-9)。

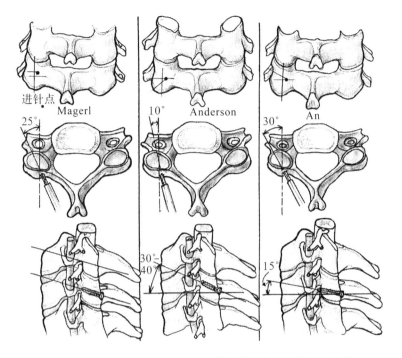

图 4-7 Magerl、Anderson 和 An 颈椎侧块螺钉置入技术的比较

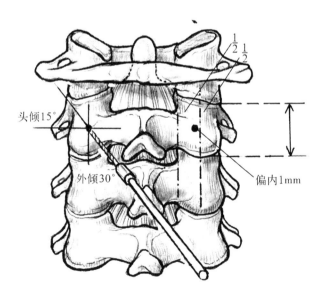

图 4-8 An 颈椎侧块螺钉技术详图

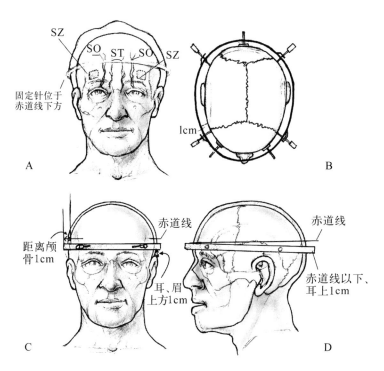

图 4-9 **Halo** 环安装技术,图示前方固定针置入的安全区。前方固定针
应置于颅骨赤道线下方、眶上神经外侧,安装时患者需闭眼,这
样螺钉置入后患者方能正常眨眼

(SZ:安全区;SO:眶上神经;ST:滑车上神经)

(五)胸椎和胸腰椎内固定

1. 脊柱的支持结构

(1)前方:前、后纵韧带,椎间盘,椎体。

(2)后方:黄韧带、关节突关节、椎弓根、肋椎-肋横突关节复合体。

2. 与胸腰段相比,胸椎生物力学上较为坚固,活动度较小;因脊柱节段力学强度的变化,胸腰段应力较为集中。

3. 胸椎或胸腰椎创伤。

(1)脊柱稳定性,Denis 三柱理论(图 4-10)

①如果两柱或两柱以上被破坏,则认为脊柱不稳定。

②如果中柱被破坏,脊柱也被认为是不稳定的。但因为有胸廓的保护,T_8 节段以上的中柱破坏,对脊柱稳定性意义不大。

③三柱划分

前柱:前纵韧带、前方纤维环、椎体的前半部分。

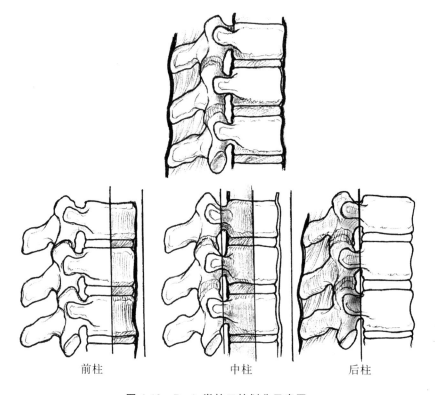

前柱 中柱 后柱

图 4-10 Denis 脊柱三柱划分示意图

中柱:后纵韧带、后方纤维环、椎体的后半部分。

后柱:椎弓根、关节突关节、椎板、棘突、棘间韧带和棘上韧带。

(2)压缩骨折:前柱破坏。由于椎体终板强度比椎间盘弱,因此髓核组织可能会突入到椎体内。该类骨折在存在骨质疏松的老年病人中更为常见。

(3)爆裂性骨折:前柱和中柱被破坏。中柱结构向后移位容易造成神经损伤。

(4)骨折/脱位:三柱均受破坏。为剪切/平移、屈曲/牵拉、屈曲/旋转损伤,手术时需要重建后方稳定性。

4. 胸腰椎骨折的内固定。

(1)目的

①早期活动。

②防止晚期出现畸形和疼痛。

③通过牵张/后伸进行复位,可获得脊髓的间接减压。

④内固定能增加愈合率。

(2)Harrington 棒:通过牵引和过度后伸进行纠正,依靠前纵韧带牵张进行骨折复位。能有效抗轴向负荷,但抗扭转力较差。

（3）Luque 棒：抗旋转稳定性有提高，但不能抗轴向负荷。

（4）经椎弓根器械（图 4-11）：是最坚强的固定方式、能获得最短节段的固定融合，是胸腰椎骨折的金标准。

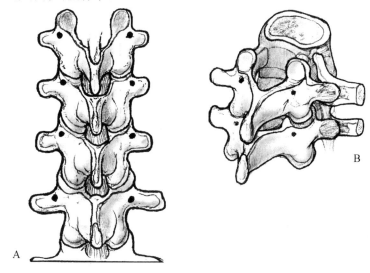

图 4-11　胸椎椎弓根螺钉进钉点

（5）前路融合手术：伴有神经损伤脊柱骨折的首选入路。在后路内固定术后，根据病情可再辅以前路融合手术。前路植骨融合辅以前路钢板固定，效果与前方植骨加后方椎弓根器械固定相当。

5. 胸腰椎脊柱畸形。

（1）脊柱侧凸：脊柱侧弯、伴有棘突尖旋向凹侧，经常可以发现胸椎正常后凸角度减小、椎体后部楔形变。

手术矫形原理：

①凹侧撑开矫形将增加胸椎后凸。

②凸侧压缩矫形将减小胸椎后凸。

③扳正（bending）及平移（translation）矫形技术：悬臂梁扳正（cantilever bending）及节段固定可以矫正冠状面及矢状面畸形。

④旋转-去旋转技术通过脊柱整体的移位也能获得冠状面及矢状面畸形的矫正。

（2）后凸畸形：前柱压缩、后柱牵张损伤会引起后凸畸形，而后凸畸形出现后会使重力力臂增加，畸形将会加速进展。同时偏心应力会影响软骨生长（压缩应力减少前方生长、牵张应力促进后部生长）。

后凸畸形的矫正有多种内固定器械：

①轻度、柔软的后凸进行可以单用后路压缩棒技术。

②较严重的后凸畸形最好使用前、后路联合手术进行融合及内固定，后路内固

定器械使用悬臂梁技术并施加压缩力以纠正后凸。

（六）腰椎和腰骶椎

1. 稳定性（图 4-12）

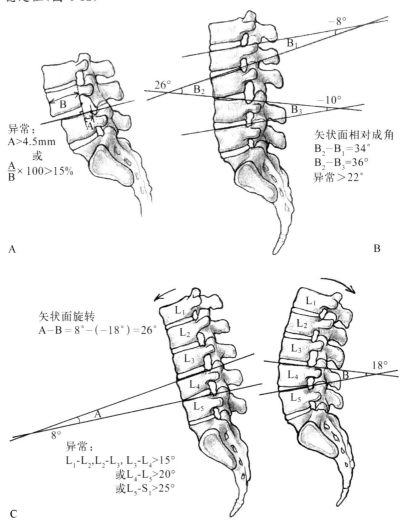

异常：
A>4.5mm
或
$\dfrac{A}{B}\times 100>15\%$

矢状面相对成角
$B_2-B_1=34°$
$B_2-B_3=36°$
异常 $>22°$

矢状面旋转
$A-B=8°-(-18°)=26°$

异常：
$L_1-L_2, L_2-L_3, L_3-L_4>15°$
或$L_4-L_5>20°$
或$L_5-S_1>25°$

图 4-12　腰椎节段不稳的 White 及 Panjabi 评定标准

（1）前方稳定结构：前纵韧带、椎体、纤维环。

（2）后方稳定结构：主要为关节突关节。

此外，竖脊肌、腹肌和腰大肌等肌肉对脊柱整体稳定性具有重要作用。

2. 下腰椎和腰骶椎疾患

（1）椎间盘和关节突关节退变：椎间盘由纤维环及髓核构成，纤维环的胶原纤维呈斜形排列,提供轴向抗压稳定性和 $40\%\sim50\%$ 的抗扭转稳定性;髓核是胶胨样内核,好似球轴承,可以改变旋转中心。

椎间盘内压力:坐位时,椎间盘承受的负荷是体重的 2 倍;站立位,椎间盘承受的负荷较坐位降低 30%;侧卧时,椎间盘承受的负荷较坐位降低 50%;仰卧时,椎间盘承受的负荷较坐位降低 $80\%\sim90\%$。

椎间盘退变造成的影响:瞬时旋转中心向后移动、关节突关节承受的应力增加、椎间盘退变会影响脊柱功能单位的运动(纤维环放射状撕裂等椎间盘早期退变将降低脊柱屈曲、侧弯和旋转的稳定性;而椎间盘退变晚期,椎间隙高度丢失骨赘形成,脊柱的刚度增加)。

关节突关节:提供抗旋转稳定性,承重负荷低于 20%。

(2)脊柱滑脱:腰骶交界区脊柱的刚度发生急剧改变,峡部骨质较为坚强,但易于发生疲劳骨折,特别是后伸损伤。髋关节屈曲挛缩、继发腰椎前凸加大,将会造成 S_1 上关节突和 L_4 下关节突对 L_5 峡部的"钳夹效应"。

(七)椎弓根内固定的生物力学

1. **解剖** 椎弓根为一皮质骨圈,从 T_9 到 L_5,椎弓根的横径从 7mm 增加到 1.5cm,上下径约为 1.5cm,椎弓根内径为其外径的 80% 弱,所使用的椎弓根螺钉直径应比椎弓根的内径略小,从入点到椎体前缘,椎弓根的深度为 $45\sim50$mm。

椎弓根螺钉进钉点及进钉方向见图 4-11。

2. **椎弓根螺钉的设计和生物力学** 影响椎弓根钉抗拔出强度最重要的影响因素是螺钉的外径。较深的螺纹设计会增加抗拔出强度,但螺钉内径的降低会降低其抗弯强度(图 4-13)。进钉越长,其抗拔出强度越大。螺纹的形状对抗拔出强度影响不大。

3. **横联结构** 下述情况下建议使用横联结构可以增加整体结构的抗扭转力:内固定系统不够坚强、使用三角固定技术(triangulation technique)时、骨质疏松。

(八)骶骨内固定

1. **种类** 有 Galveston 技术、骶髂螺钉技术、骶骨螺钉、骶骨内棒(Jackson 棒)、Dunn-McCarthy 棒(经由 S_1 椎孔)

2. 骶骨使用螺钉进行固定优于使用钩系统,但单行 S_1 螺钉进行骶骨固定失败率较高(螺钉容易拔出)。

S_1 螺钉置入技术:向前内侧、朝向骶骨岬进钉,恰位于骶骨上终板下方。该方法最安全,生物力学性能较佳。

S_2 螺钉置入技术:其力量较弱,但能够增加整体稳定性,螺钉外倾 $30°\sim40°$。如果朝向外侧进钉,需避免穿透骶骨前皮质以免伤及髂静脉、腰骶干和乙状结肠。

(九)内固定的强度及刚度

坚强的内固定会增加融合率,但也可能会引起内固定相关的骨质疏松(应力遮

挡效应），坚强内固定引起的应力遮挡约为 15％，使用时要保证坚强内固定带来的
好处超过其应力遮挡效应带来的负面影响。

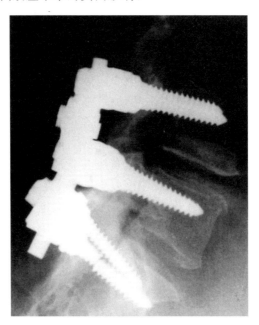

图 4-13　腰椎侧位片。注意融合失败导致骶骨螺钉断裂。如果没有获得坚固的脊柱融
　　　　合，因负荷的反复作用椎弓根螺钉终将断裂

第5章　植骨和植骨替代品的生理学

一、骨形成的过程

1. 骨生成(osteogenesis)　间充质细胞分化成成骨细胞。
2. 骨诱导(osteoinduction)　生长因子诱导骨形成。
3. 骨传导(osteoconduction)　在支架结构上进行骨爬行替代。

二、自体骨、异体骨植骨的骨整合(incorporation)

(一)移植骨整合的生理学机制
1. 从宿主植骨床和自体植骨块中招募未分化的前体细胞。
2. 死亡的细胞、手术创伤、去皮质、低氧张力及低 pH 值等原因使细胞内物质释放,前体细胞受到化学趋化及诱导。
3. 从自体植骨块来源的成骨细胞可以直接成骨。
4. 未分化的前体细胞受化学因子作用(骨诱导)分化为成软骨细胞和成骨细胞,化学因子有:前列腺素类、生长因子类转化生长因子(TGF-β)、成纤维生长因子(FGF)、血小板衍生生长因子(PDGF),胰岛素样生长因子(IGF)、骨形态发生蛋白(BMP-2、BMP-7)。
5. 骨传导作用:提供新骨生长依附的支架,血管和细胞长入。

(二)自体骨移植
1. 特点　骨生成、骨诱导和骨传导三者均有,不会传染疾病,不会出现免疫反应,但会出现供区并发症,提供的数量受限。
2. 种类　单纯皮质骨、皮质-松质骨、松质骨、带血供植骨。

(三)异体骨移植
特点:只具有骨传导以及很弱的骨诱导作用、存在传播疾病和产生免疫反应的危险、骨整合较慢、感染率较高,但可提供多种形态的植骨块、不存在植骨供区并发症。

三、脊柱植骨融合的影响因素

1. 患者因素:年龄、吸烟、糖尿病、骨代谢疾病。

2.解剖部位因素:手术节段是颈椎、还是胸椎、腰椎,前路、还是后路植骨融合。

3.手术情况:初次手术还是翻修手术、融合的节段数量多少、是否进行内固定、手术技术精细与否(细致地进行去皮质操作、修整准备好移植骨)。

4.植骨的类型(自体还是异体骨植骨)及数量是否充分。

5.术后是否支具保护。

6.一些药物会影响植骨融合:非甾体类抗炎药、化疗药物。

7.放射治疗会影响融合。

8.电刺激可能促进融合。

9.超声可能促进融合。

10.手术恢复脊柱的正确力线排列(alignment)能促进融合。

四、植骨材料的大体分类

1.替代品(substitute) 取代自体骨移植。

2.扩充剂(extender) 与自体骨移植联合使用,扩充骨传导和骨诱导物的数量。

3.增强剂(enhancer) 一些生长因子,联合使用可以提高融合率,但不能单独使用。

五、脊柱后路成功融合所需条件

1.重建脊柱稳定性,要求坚强的内固定。

2.需要有骨生成、骨诱导、骨传导效应。

3.异体骨与自体骨比较。

(1)在成人,自体骨移植优于异体骨。

(2)小孩胸腰段融合时可以使用异体骨移植,但自体骨仍较异体骨佳。

(3)异体骨植骨愈合较慢。

(4)所有年龄段,颈椎后路融合手术中不要使用异体骨移植。

(5)即使进行了坚强的器械内固定,成人脊柱后外侧融合中异体骨植骨有很高的骨吸收危险。

(6)异体骨可以作为自体骨植骨的扩充剂(extender)。

(7)脱矿骨基质、磷酸钙或硫酸钙陶瓷可以用作自体骨植骨的扩充剂(extender)。

六、脊柱前路融合

1.成功的融合需要脊柱保持稳定以及骨传导作用。

2.脊柱稳定是获得融合的最重要因素,比骨诱导和骨传导作用更重要。如果进行结构植骨,植骨块不仅需要良好的生物学相容性,还要具有生物力学稳定性。多孔结构及具有骨诱导效应的植骨能促进愈合及植骨整合。

3. 颈椎前路融合。

(1)自体骨融合率优于异体骨,而且能减少植骨块塌陷的发生率。

(2)在辅以内固定的情况下,颈椎单节段前路手术可使用异体骨支撑植骨,但多节段手术使用异体骨假关节形成率较高。

(3)使用钢板内固定可降低假关节形成率。

(4)多节段手术需要进行结构性支撑植骨。

(5)三面皮质的髂骨移植骨是金标准,腓骨可用于长段的植骨。此外,自体骨联合钛质 Cage 植骨融合效果也很好。

4. 胸腰椎前路融合。

(1)稳定性是胸腰段前路植骨融合的关键。

(2)异体骨支撑植骨加自体松质骨移植,其效果与自体骨支撑植骨相同。

三面皮质的自体髂骨植骨是金标准,而异体骨移植(腓骨)整合慢。可使用术中所取肋骨作为补充,而带血供的肋骨植骨能提高融合率。还可使用钛质 Cage 或 Harms 钛网加自体松质骨移植,以及异体股骨骨环加自体松质骨植骨。

七、实验中的骨移植替代物

(一)骨髓和骨祖细胞

骨髓中干细胞的数量:年轻人 5 万个细胞中有 1 个干细胞,老年人 200 万个细胞中才有 1 个干细胞,自体植骨中含有成骨细胞。

(二)组织工程技术能提高融合率

1. 骨传导材料　可分两种,一种材料无结构支撑作用,仅提供种子细胞或因子的载体,如脱矿骨基质(demineralized bone matrix,DBM)、胶原、多聚物及非结构性陶瓷材料;另一类除发挥载体作用外,还是结构性置换物(陶瓷、碳纤维、钽金属材料)。

(1)DBM:骨组织经酸处理后留下生长因子和蛋白质,去除了骨中矿物质。1965 年 Urist 首先报道 DBM 能诱导骨形成。各种 DBM 产品有:Grafton™骨胶、骨泥、骨板(Osteotech,Inc.,Eaton town,NJ)、Dynagraft™生产的能够在人体体温下加固的反相聚醚共聚载体(GenSci Regeneration Science,Inc.,Vancouver,BC,Canada)、Osteofil™热塑性水凝胶胶原基质载体(Regeneration Technologies Inc.,Alachua,FL)、Allomatrix™硫酸钙颗粒(Wright Medcal Technologies,Arlington,TN)。

(2)陶瓷:具有一定生物力学强度,但抗折断、抗张力强度较弱。单用该材料进行前路移植而不使用内固定,是不恰当的选择。可与 BMP 交联并缓释。

钙来源的陶瓷材料有羟基磷灰石、磷酸三钙、硫酸钙、磷酸钙骨水泥、磷酸钙陶瓷。市场目前可供的产品有：ProPsteon（EBI，Porsipphny，NJ）、Osteoset（Wright Medcal，Arlington，TN）、Collagraft（Zimmer，Warsaw，IN）、Bone Source（Stryker，Kalamazoo，MI）、Healos（Depuy Spine，Raynom，MA）、Vitoss（OrthoVita，Malvern，PA）。

陶瓷材料的临床应用

（1）脊柱前路手术使用，需与 Cage 或钢板联合使用。1988 及 1990 年 Yamamuro 等报道使用生物活性的无孔陶瓷、1994 年 Matsui 等报道使用氧化铝陶瓷、1995 年 Thalgott 等报道使用的珊瑚多孔羟基磷灰石陶瓷及前路钢板固定。

（2）填补骨缺损（椎体成形术、后凸成形术）。

（3）脊柱后路手术使用：需要辅加骨诱导材料（植骨扩容剂、BMPs）。

2. **骨诱导生长因子** 在系列的动物实验中，纯化、浓聚的蛋白质或重组人生长因子能安全有效地促进骨形成，如 BMPs、TGF-β，针对人类的临床研究还在进行中。还有一类是自体生长因子，如从血液中得到一些生长因子，如 PDGF、TGF-β 亦有骨诱导作用，但有关基础和临床研究尚少。

第二部分

脊 柱 创 伤

第6章 脊髓损伤的诊治

一、简介

北美每年大约会发生 12 000~14 000 例脊髓损伤,年轻男性多见,多数由机动车车祸引起。

二、院前评估

1. 无论何种创伤,在创伤现场就要进行脊柱制动。

2. 美国外科医生学会推荐的外伤现场处理程序。

A:维持呼吸道通畅及保护颈椎(airway)

B:维持呼吸及换气功能(breathing)

C:维持循环及控制出血(circulation)

D:评估神志及神经功能状况(disability)

E:暴露全身进行检查及维持外环境温度(exposure and environment)

3. 所有创伤病人都应该使用硬质颈围进行颈部制动、使用托板进行搬运:病人置于长的硬板上,并用胶带或肩带稳定。

对戴头盔的运动员其头盔和肩垫不要去掉。

三、急诊处理

1. 多发创伤病人其意识情况可能不正常,躁动不安可能会加重神经功能损害。

2. ABC 流程进行完毕后,应对患者的神经功能进行全面而又有重点的查体,逐一触诊全脊柱,了解相邻棘突有无台阶征或明显错位。

3. 颅脑创伤。进行 Glascow 昏迷评分,总分从 15(对刺激的反应正常)到 3(无反应或昏迷)(表 6-1)。

4. 评估气道和呼吸情况。严重颅脑外伤或因意识障碍无法保证气道通畅的患者(Glascow 评分<8)要进行气管插管,脊髓损伤导致呼吸困难的患者(特别是 C_5 以上损伤)应考虑气管插管,气管插管时应注意用手保持颈椎对线稳定,尽量减少不稳定颈椎的异常活动。

表 6-1   Glasgow 昏迷评分

睁眼反应	正常睁眼	4
	声音呼唤睁眼	3
	刺痛睁眼	2
	不睁眼	1
言语反应	能对答，回答正确	5
	能对答，回答有误	4
	胡言乱语，不能对答	3
	仅能发音，无语言	2
	不能发音	1
运动反应	按吩咐动作	6
	刺痛时能定位，手举向疼痛部位	5
	刺痛时肢体能回缩躲避	4
	刺痛时肢体屈曲反应	3
	刺痛时肢体过伸反应	2
	刺痛时肢体松弛，无动作	1

5. 神经功能检查。美国脊柱损伤协会（American Spinal Injury Association, ASIA）制订的标准神经功能检查方法能详尽、正确地评估脊髓和神经根的功能。使用细针尖检查双侧各 28 个皮节的感觉功能（图 6-1），根据对抗阻力及重力情况判定运动功能（1～5 级肌力）（图 6-1），根据运动和感觉功能检查结果，按照 ASIA 改良的 Frankel 神经功能分级系统进行分级。

6. 脊髓损伤。

(1)完全损伤：损伤节段以下不存在功能性运动（肌力低于Ⅲ级）或感觉。

(2)不完全损伤：损伤节段以下保留部分感觉、运动功能（表 6-2）。

7. 影像学检查。

初步影像学检查项目：

①颈椎、胸椎、腰骶椎的标准正侧位片。

②10％～15％的病人有跳跃性多节段脊柱骨折，尤须注意颈胸交界区的脊柱序列排列，以免漏诊该部位脊柱骨折脱位。

③CT 检查：能进一步了解骨性损伤情况，对颈胸椎交界区（$C_7 \sim T_1$）的检查很有帮助，$C_7 \sim T_1$ 如果侧位片上不能清楚显示，则需要进一步做 CT 检查。

④MRI：所有存在神经损伤的患者均需进行该检查，对了解软组织结构及损伤情况很有帮助。

8. 治疗。

(1)患者的初始神经功能检查结果一般能反映脊髓的原始损伤严重程度。

(2)但患者神经功能的恢复能力并非只与初始损伤程度有关。创伤后血肿形成，随之发生炎症反应、细胞膜性结构破裂、缺血坏死、钙离子内流，以及细胞凋亡，上述"瀑布"效应会造成脊髓的二次损伤、影响其功能恢复能力。

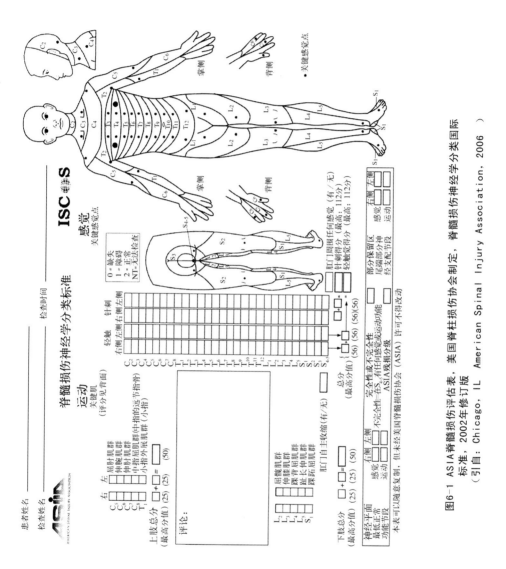

图6-1 ASIA脊髓损伤评估表。美国脊柱损伤协会制定，脊髓损伤神经学分类国际标准，2002年修订版
（引自：Chicago, IL　American Spinal Injury Association, 2006 ）

表 6-2 各种脊髓不完全损伤综合征

综合征	表 现
前脊髓综合征	脊髓的腹侧部分受损 上行脊髓丘脑束和下行运动传导束受损 痛温觉和运动功能障碍 后柱功能(本体感觉/振动觉)存在 预后最差
中央脊髓综合征	颈椎退变基础上过度后伸损伤引起 手功能受损最严重 上肢运动功能受损比下肢更明显
后脊髓综合征	约50%能恢复行走功能 脊髓后柱内传导束受损 本体觉和振动觉消失 极为少见
Brown-Sequard 综合征	脊髓半切损伤 同侧运动消失 对侧损伤平面以下痛、温觉消失 预后最好

(3)药理治疗:最常使用的药物是甲泼尼龙。但该药物促进病人功能恢复的疗效以及可能对病人造成的危险仍然存在争议(表 6-3)。最常依据的是国家急性脊髓损伤研究(National Acute Spinal Cord Injury Study,NASCIS)治疗指南。

表 6-3 治疗脊髓损伤常用药物

名 称	类 别	机 制
甲泼尼龙	类固醇激素	抗炎症反应、抗氧化
甲磺酸替拉扎特	21-氨基类固醇	稳定细胞膜
尼莫地平	钙通道阻滞药	阻止钙离子内流
4-氨基吡啶	钾通道阻滞药	延长运动电位时间
施捷因	GM1 神经节苷脂	促进神经生长
纳洛酮	Mu 阿片受体阻滞药	神经保护作用

(4)手术时机:对早期还是晚期手术,现有的有关脊髓损伤手术时机的研究资料并无明确定论。但2级和3级循证证据(非前瞻性、非随机性、无对照组)提示早期行手术减压的疗效优于晚期手术及非手术治疗。

第7章 脊髓损伤的康复和伤残评定

一、腰背痛、颈痛的康复

(一)概述

1. 据估计,约80%的人一生中都有过至少一次腰背部或颈部疼痛。

2. 其中绝大多数都能自行康复、不留任何后遗症,所以很多人不会就诊。

3. 但还有很多病人疼痛不恢复、同时缺乏确切的病理生理诊断,会演变为持续慢性疼痛。

4. 目前腰背、颈部慢性疼痛的诊治费用逐步提高,部分是由于医学诊疗技术的进步及发展。

5. 显然,如果这种疾病涉及法律诉讼问题(工伤或人身伤害),那么其疗效就很难判断、疼痛症状一般很难迅速恢复。

(二)急性腰背痛、颈痛的治疗

1. 必须检查患者有无神经功能受损,这种情况需要迅速外科干预。

2. 如果疼痛不是因创伤引起,在其急性发作期很少需要进行拍片等辅助检查(职业病等工伤除外,因为后期涉及医疗纠纷、医学鉴定问题,因此需要进行有关检查)。

3. 患者发病时一般疼痛严重、甚至出现功能受损、肌肉痉挛,初期治疗目标是止痛。

4. 药物治疗包括非甾体类抗炎药(NSAIDs)、短期使用麻醉性止痛药(只使用2~4d),如果存在明显肌肉痉挛,可以使用肌松药。

5. 非药物的疼痛缓解办法有热敷、冰敷、休息、保持合适的体位、放松和按摩。

6. 早期最重要的干预措施是对病人进行相关教育。

7. 很多腰背痛、颈痛的患者对该疾患的认识存在许多误区,常会影响其康复。刚发病时就要对患者进行详尽的健康教育,其花费的时间会使患者得到更快的康复。

8. 患者健康教育的基本内容。

(1)对相关解剖知识进行讲解,指出患者可能的病因(结合脊柱模型或图片进行讲解可能效果更好)。

(2)介绍该病的自然史,并讲解每项治疗内容的作用。

(3)介绍保持运动的益处,同时简单讨论有一定强度的锻炼项目。

(4)指导如何进行一些循序渐进的锻炼项目,如耐力训练(心血管功能锻炼)和力量训练(肌肉等长锻炼及核心稳定性锻炼)。

(5)疼痛急性期过后,对患者进行健康促进教育并嘱其调整生活方式(减轻体重、保持锻炼、戒烟和自我减压),能够避免疼痛复发,或减轻其复发的频率和严重程度。

(6)根据患者受伤前的身体情况、平日生活及工作的体能要求、患者自身意愿,决定是否马上或以后再进行正规的功能康复治疗。

(三)慢性损伤的康复

1. 概述

(1)急性疼痛转变为慢性的原因仍存在争议。

(2)目前比较公认的原因是缺乏完善的康复措施,组织不能持续愈合,并且没有明确的病理生理学诊断。

(3)慢性疼痛包括心理和生理两方面的原因。

(4)治疗目标是改善功能、获得最高质量生活,并非消除疼痛。

2. 功能恢复计划

(1)测量患者的力量、耐力及协调性等与创伤或功能情况有关的指标。

(2)使用功能能力测量表(functional capacity measures)来监测康复进程,以及评价治疗效果。

(3)疗效评价不一,可进一步使用一些子评分系统,如改良的生活质量量表、症状干预量表、客观的力量或耐力测试,以及患者使用药物量减少的情况进行二次评价。

(4)与疗效不佳(仅以能否重返工作为评价标准)有关的因素:治疗前较高的疼痛、抑郁及残疾自我评分,受伤前短期工作史,既往手术失败,对工作不满意。

(5)慢性颈部疼痛的病人也可以应用上述的方法。

(6)因为正式的功能恢复计划花费高、疗效亦不肯定,因此需要仔细选择病例。

3. 疼痛诊疗中心

(1)根据现代医学模式建立的多学科协作疼痛诊疗中心。

(2)使用多种被动的和(或)侵入性的疼痛治疗手段,包括热敷、冷敷、超声、按摩、经皮神经电刺激(transcutaneous electrical nerve stimulators,TENS)、针灸和局部注射。

(3)同时结合一些行为治疗方法,如生物反馈治疗、压力管理(stress management)、压力应对策略(coping strategy),以及放松技巧的学习。

(4)还有可能涉及一些职业方面问题,例如改变工作环境。

(5)如果患者有毒瘾,疼痛治疗中心可能是最好的脱瘾治疗环境。

(6)慢性疼痛的侵入性治疗方法,包括置入吗啡泵、脊髓刺激器、交感神经切断术及神经根切断术都存在争议。

4. 腰背痛、颈痛的注射治疗

(1)可以根据情况在脊柱局部疼痛部位注射麻醉药或皮质激素类药物,是一种治疗方法,也是诊断手段。

(2)局部注射治疗可以作为一种临时缓解疼痛的方法,以便患者能进行持续康复锻炼。

(3)无论是已通过影像学检查获得了确切诊断,还是仅基于病史及查体获得临床诊断,都可使用注射疗法进行处理。

(4)很可能存在一定的安慰剂效应,但要证明其存在亦很困难。

(5)注射治疗的种类。

①局部扳机点注射:可用于存在明确痛点的肌肉、肌腱或肌筋膜的疼痛治疗。

②硬膜外类固醇类药物注射:可用于 NSAIDs 类药物无效的腰椎间盘突出症或椎管狭窄引起的持续神经根性疼痛。

③神经根阻滞:可用椎间孔内神经根受压的诊断,以及椎间孔狭窄引起神经根疼痛症状的治疗。

④小关节突关节注射:用于有症状的小关节突关节疼痛综合征。

大多数患者存在脊柱后伸时疼痛,脊柱影像学检查出现关节突关节炎症改变。

小关节突关节综合征诊断一般比较困难,注射治疗止痛的效果难以预测。

⑤椎间盘内激素注射疗法仍存在争议,椎间盘源性腰背痛可能是其适应证。

二、残损(impairment)和残障(disability)的评估

(一)概述

1. 医生经常会因保险公司、雇主和(或)政府机构的要求对患者进行身体残损的评估。

2. 工伤、人身伤害的赔付,以及申请社会残疾保险金往往需要患者的残损评级结果。

3. 定义。

(1)残损(impairment):指身体解剖结构上、或功能的丢失。主要指医学方面的因素,可以是暂时性的、也可能是永久性的

(2)残障(disability):指个体存在残损的情况下,影响患者的职业、训练、教育及其他社会心理等各方面的功能。

(3)完整个体(whole person):指患者受伤或患病之前的状态。

如果把个体视为一个解剖、心理等各方面的综合体,那么残损就是完整个体某部分的缺失,即部分残障(partial disability)。

上述概念的具体实践情况各州不同(指美国)。

(4)恢复进展期(healing period):指疼痛或功能不断改善,治疗亦持续进行。

(5)恢复平台期(healing plateau):指治疗虽仍在进行,但其病情今后难以有明显进步。

(二)残损及残障的评定

残障及残损的评定有四个方面内容

(1)判断因果关系:引起残损的因素与目前出现的残损之间的因果关系必须确凿。

(2)责任分摊(apportionment)

①判断先前已存在的一些病情,如退行性关节疾病,在损伤造成目前残损中的作用。

②美国医学会有五类责任分摊:

职业病被并存的其他职业病加重;

职业病被并存的其他职业病(同一雇主雇佣期间患病)加重;

职业病被并存的其他职业病(其他雇主雇佣期间患病)加重;

职业病被先前存在的非职业疾患加重;

职业病加重先前存在的非职业疾患。

(3)判断病情恢复是否终止:往往是一种主观判断,根据医生的个人临床判断、患者的种族、当地的文化习俗及既往经验判断。

(4)评定残损级别

①可能是暂时性的残损,也可能是永久性的。

②包括目前残留的一些症状,还有患者一些永久性功能的限制。

③根据患者坐立、提物、抓握及推拉等完成特定功能任务能力进行客观评价。

④既往的一些判定方法仍在不断发展。

经治医生按工作能力评估表的内容对患者的情况进行评定,目前尚没有其他方法证明比该方法更客观、更可靠。

(三)脊髓功能残损的评级

1. 有多种评级方法,包括美国医学会和美国骨科医师学会制订的方法。

2. 判定的基本内容。

(1)活动度:使用量角器和斜度仪测量。

(2)神经功能残损:包括感觉改变、反射丧失、运动功能丧失(从无力到瘫痪程度不等）。

（3）具体的诊断或手术措施。

（4）社会心理方面的缺陷，包括日常生活情况、适应社会能力、注意力和应对能力。

3. 临床医师可以选择一种评级系统并一直使用下去达到娴熟的程度，这是比较好的一种策略。

4. 经治医师不应该把评级的结果作为疗效的参考，甚至认为治疗失败。

第8章　颈椎创伤

一、概述

1. 美国每年报道有 5 万例颈椎或颈髓损伤,大多数颈椎或颈髓损伤患者为 15－24 岁男性。

2. 损伤机制:最常见的原因是机动车事故(40%～56%),其他原因有高处坠落伤(20%～30%)、枪伤(12%～21%)、运动创伤(6%～13%)。

3. 中段颈椎(C_4～C_6)是最容易受伤的节段。

二、患者评估

1. 详细了解病史,包括受伤机制,并注意发现有无其他合并伤。

2. 在受伤现场就要及早发现有无颈椎损伤,患者佩戴颈围,使用脊柱搬运板搬运病人,迅速转运至急诊科,由专门的创伤复苏小组评估气道是否畅通,以及呼吸、循环情况,拍摄全脊柱的正、侧位片。

3. 药物治疗:急性脊髓损伤可使用大剂量甲泼尼龙治疗,开始时按 30mg/kg 给药,使用时间 15min,然后按 5.4mg/kg 静脉滴注给药,使用时间如下:

(1)距离受伤<3h——持续 24h。

(2)距离受伤 3～8h——持续 48h。

(3)距离受伤超过 8h——不使用该方法治疗。

最近有报道质疑其疗效,例如加拿大脊柱协会不再推荐该方法的使用。

三、上颈椎损伤

(一)枕骨髁骨折

该损伤极少见,1/3 为寰枕关节脱位的合并伤,其诊断往往通过头颅 CT 扫描无意发现,可能会合并有韧带损伤、颅内血肿及神经功能受损。

治疗:一般使用坚强的支具或 Halo vest 架外固定 3 个月,3 个月后拍摄屈曲-后伸动力位片,如果仍不稳定则行枕颈融合术。

(二)寰枕脱位

寰枕脱位不稳定,往往为致命伤,幸存者经常会遗留严重的神经功能障碍,受伤机制为头部遭受强大的扭转或屈伸暴力,所有的韧带结构完全断裂。

影像学诊断:根据 Harris 线判断。

治疗:闭合复位,行枕颈融合术。

(三)C_1～C_2 半脱位

1. 小孩较成人更常见。

2. 常见主诉:颈痛、伴有明显的斜颈畸形,枕下区疼痛,颈椎旋转受限,可能合并有齿状突或寰椎骨折。

3. 寰椎横韧带断裂的判断。

(1)寰齿前间隙为 3～5mm 表明横韧带断裂。

(2)7～8mm 表明韧带结构完全断裂。

(3)超过 10mm 会造成脊髓受压。

4. 治疗:如果不稳定范围在 3～5mm,使用 Halo 架或坚强的支具外固定 2～3 个月,如果不稳定超过 5mm,则行 C_1～C_2 融合术。

5. 寰枢椎旋转固定:头偏向固定的一侧,但下颌以及 C_2 棘突指向另一侧。

(四)寰椎骨折(图 8-1)

1. 轴向暴力造成寰椎环破坏,由于该处椎管较宽,神经损伤很少见。可能合并有脑神经损伤。

2. 行张口位齿状突正位片检查,注意 C_1、C_2 侧块的位置关系,如果两侧侧块移位共计超过 6.9mm 提示横韧带断裂。可先行 Halo 架外固定 2～3 个月以使寰椎骨折愈合,骨折愈合后如果发现寰齿前间隙超过 5mm,应再行 C_1～C_2 融合术。

3. 治疗:如无移位,使用颈椎支具外固定 3 个月;如存在移位或延迟愈合,则使用 Halo 架外固定 3 个月;骨折不愈合则行后路 C_1～C_2 融合术。

(五)齿状突骨折(图 8-2)

1. I 型　尖部撕脱骨折,少见。骨折稳定,使用颈围保护即可。

2. II 型　齿状突基底部骨折,向前移位(屈曲损伤)较向后移位(后伸损伤)更为常见。

(1)不愈合率为 20%～80%,危险因素有:

①年龄＞50 岁。

②移位超过 4mm。

③向后成角。

(2)治疗

①Halo 架牵引复位,如果复位可以接受,Halo 架外固定 12 周,后改用颈围固定 6 周。

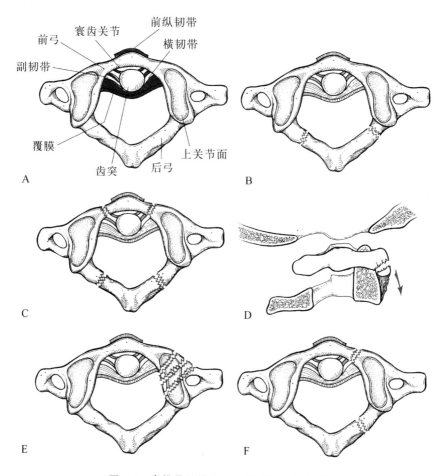

图 8-1 寰椎骨折的 Levine 和 Edwards 分型

A. 正常解剖结构；B. 寰椎后弓骨折；C. 典型的 Jefferson 骨折，即爆裂骨折；D. 前弓撕脱骨折；E. 侧块骨折；F. 一侧寰椎环骨折（引自：An HS. Principles and Techniques of Spine Surgery. Baltimore：Williams and Wilkins，1998.）

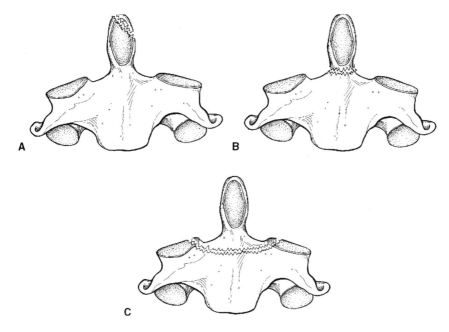

图 8-2　齿状突骨折的 Anderson 和 D'Alonzo 分型

A. 齿状突尖撕脱骨折；B. 齿状突基底部骨折；C. 经 C_2 椎体的骨折（引自：An HS. Principles and Techniques of Spine Surgery. Baltimore：Williams and Wilkins, 1998.）

②$C_1 \sim C_2$ 融合的指征：延迟愈合或不愈合、Halo 架外固定治疗出现再次移位、骨折不愈合的风险很高（移位>4mm、老年病人）。

③齿状突骨折合并 C_1 环骨折的治疗选择：进行后路 $C_1 \sim C_2$ 螺钉固定或前方齿状突螺钉固定；或先使用 Halo 架外固定使 C_1 愈合，如果 C_2 不愈合则进一步行 $C_1 \sim C_2$ 融合术。

3. Ⅲ型　经椎体骨折，骨折无移位可使用颈围或 Halo 架外固定，如存在移位则使用 Halo 架外固定 3 个月。

（六）创伤性枢椎滑脱（Hangman 骨折）（图 8-3）

1. 损伤机制　急性过伸损伤。

2. 分型

Ⅰ型：移位<3mm。

Ⅱ型：移位明显（>3mm），且成角>11°。

ⅡA 型：移位较小（<3mm），但成角>11°。

Ⅲ型：合并有 $C_2 \sim C_3$ 关节突关节脱位。

3. 治疗

Ⅰ型：佩戴 Halo 架 12 周。

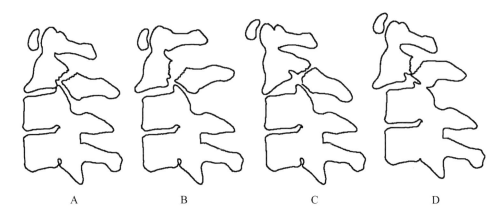

图 8-3　Hangman 骨折 Effending 分型

A. Ⅰ型：骨折无移位（移位<3mm）；B. Ⅱ型：移位>3mm；C. Ⅱa 型：错位不明显但有明显成角畸形，成角>11°，前纵韧带完整，后纵韧带和 C₂~C₃ 椎间盘破坏；D. Ⅲ型：合并有 C₂~C₃ 关节突关节脱位

　　Ⅱ型：颈椎牵引复位并促进骨痂形成，佩戴 Halo 架 10~12 周。

　　ⅡA 型：后伸复位，然后使用 Halo 架外固定。

　　Ⅲ型及晚期不稳定/骨不连：前路 C₂~C₃ 融合术，或后方螺钉内固定（C₂~C₃ 侧块钢板）。

（七）下颈椎损伤

　　使用 Allen-Ferguson 下颈椎分型，该分型基于损伤机制，有助于对损伤生物力学的理解，详见表 8-1。

表 8-1　下颈椎骨折分型（Allen-Ferguson）

类　型	表　现
屈曲-压缩型	前柱受压破坏；后柱被牵张
垂直压缩型	爆裂骨折
屈曲-牵张型	关节突关节脱位
后伸-压缩型	后柱压缩；前柱牵张
侧方屈曲型	不常见
后伸-牵张型	椎间隙变宽和（或）上位颈椎向后滑脱

四、各种损伤的治疗

(一)单侧或双侧关节突关节脱位

1. 尽早进行颈椎牵引、获得复位,此后行融合术。

2. 如果患者清醒、配合较好,尝试复位后可行 MRI 检查。

3. 如果患者不太清醒或醉酒,在进行复位前应行 MRI 检查排除有无合并颈椎间盘突出。

(二)关节突关节脱位合并颈椎间盘突出

1. 闭合复位很危险,可能会使神经功能受损进一步加重。

2. 第一步先行前路颈椎间盘切除及融合术,再行后路手术。颈椎最终的融合固定方式可为前路植骨、前路钢板内固定,也可行前路植骨、后路内固定。

3. 如果关节突关节骨折引起神经根损伤,需要后路手术清除移位致压的骨折碎片。

(三)$C_3 \sim C_7$ 椎体骨折

1. 楔形压缩性骨折

(1)如果后方结构完整,用颈围外固定 6 周。

(2)如果压缩明显或后方结构不完整,用 Halo 架外固定。

(3)如果有严重后凸成角或晚期不稳定,则需行后路融合术(图 8-4、图 8-5)。

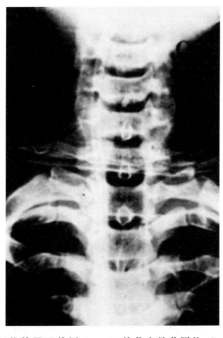

图 8-4　颈椎正位片显示单侧 $C_5 \sim C_6$ 关节突关节脱位,C_5 棘突旋向右侧

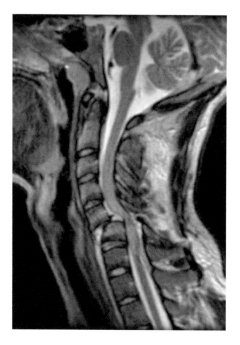

图 8-5 32 岁男性患者的 MRI 图像,显示双侧 $C_5 \sim C_6$ 关节突关节脱位并有严重的脊髓受压

2. 泪滴样骨折

(1)由于存在明显的骨破坏及前方韧带复合结构断裂,因此该骨折通常不稳定。

(2)后方韧带往往也同时有破坏。

(3)治疗:后路融合。

3. 棘突骨折(Clay-Shoveler 骨折)

(1)稳定的屈曲损伤,为撕脱骨折。

(2)治疗:颈围外固定即可。

4. 软组织损伤

(1)后伸——加速"挥鞭"样损伤

①累及前纵韧带、前方肌肉和椎间盘。

②症状:颈痛,头、肩、上臂牵涉痛,吞咽困难,眼部症状、头晕和颞下颌关节不适。

③治疗:急性期颈支具外固定,如果晚期颈椎病症状明显需要手术治疗。

(2)屈曲——减速损伤

①会引起肌肉扭伤和耳大神经牵拉伤,棘间韧带、关节囊撕裂,后纵韧带和椎间盘后部损伤。

②治疗:首先非手术治疗,如果 White 评分为不稳定且有症状,则行后路钢丝固定和融合。

第9章　胸腰段脊柱骨折

一、概述

1. 胸腰段是脊柱最常见的损伤部位。

2. 大多数发生在男性(15－29岁)，通常因车祸引起。

3. 大多数损伤位于 $T_{11} \sim L_1$(52%)，其他 $L_1 \sim L_5$(32%)、$T_1 \sim T_{10}$(16%)。

4. 合并损伤很常见，多达50%患者存在合并伤，通常因牵张力引起。

(1)肝和脾损伤导致腹腔内出血。

(2)动脉或静脉撕裂损伤。

(3)肺损伤:血胸、肺挫伤。

二、患者评估

1. 全身基本情况评估

(1)呼吸、心胸、腹腔、泌尿系统检查。

(2)对颅脑及颈椎进行检查。

2. 神经系统检查

(1)按美国脊柱损伤协会(ASIA)肌力检查方法测定运动功能，按 Frankel 标准进行神经功能分级评定。

(2)检查有无脊髓、圆锥、马尾、神经根损伤。

3. 影像学评估

(1)所有怀疑有脊柱损伤的病人都应行全脊柱 X 线检查(正位或侧位)。

(2)X 线检查是初筛检查手段。

(3)CT:CT 矢状位重建是评估脊柱中柱损伤最好的影像学方法。

(4)MRI:评估脊髓和软组织损伤(椎间盘和韧带)最有效的方法。

三、分型

(一)按脊柱的稳定性分型(Denis 分型)(图 9-1)

1. 三柱概念

(1)前柱:前纵韧带、前方纤维环和椎体前半部分。

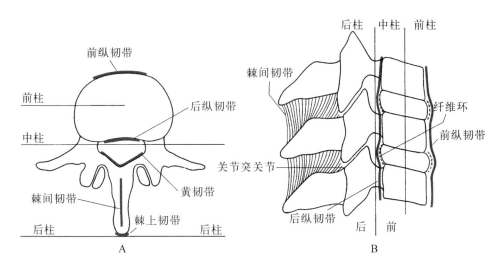

图 9-1 Denis 脊柱三柱分型

(引自：An HS. Principles and Techniques of Spine Surgery. Baltimore：Williams and Wilkins，1998.)

(2)中柱：后纵韧带、后方纤维环和椎体后半部分。

(3)后柱：椎弓根、关节突关节、椎板、棘突和棘间韧带、棘上韧带。

2.临床应用

(1)不稳定的定义是指两柱或三柱破坏。

(2)如果中柱存在破坏，也被认为脊柱不稳定，但下述情况除外：

①T_8 以上的胸椎(肋骨能提供稳定性)。

②$L_4 \sim L_5$ 节段、如果其后柱完整的话(因为腰椎前凸的缘故，很大一部分负重由后柱承担)。

③经由松质骨的牵张损伤。

3.需要注意的是，稳定性的概念并非"非黑即白、截然两分"，在稳定、不稳定之间存在不稳定程度逐步进展、过渡的"灰色"地带(Denis)。

稳定骨折：横突骨折、棘突骨折、关节突骨折、峡部骨折、压缩性骨折。

一度不稳定：严重压缩骨折、安全带损伤。

二度不稳定：爆裂骨折。

三度不稳定：骨折-脱位、严重爆裂骨折伴神经功能损伤。

(二)胸腰椎损伤分型及严重度评分系统(Thoracolumbar injury classification and severity score)

是否手术治疗取决于三方面因素(每一因素下有多种情况，按损伤严重程度递增顺序排列)

1. 骨折形态　分为压缩骨折、爆裂骨折、平移/旋转骨折、牵张骨折；

2. 后方韧带复合体　分为完整、怀疑有损伤、肯定有损伤；

3. 神经情况　分为神经功能完好、神经根损伤、脊髓损伤(不完全损伤、完全损伤)、马尾综合征。

四、治疗

(一)概述

1. 治疗的选择基于多种因素

(1)神经功能状况：如患者有神经功能损害，首选前路手术。

(2)后方韧带复合体有无损伤：如果存在损伤，则需后路手术重建该"张力带"结构。

(3)骨折的形态。

2. 手术时机

(1)即刻手术治疗似乎能为骨折复位及神经功能恢复创造最好的机会，但并无临床确凿证据。

(2)急诊手术的适应证

①神经功能损害进行性加重。

②脱位无法复位。

③开放性或被污染的损伤。

(3)早期手术(2～3d 内手术)

①利用韧带整复作用进行复位及减压更容易。

②患者能更早进行活动。

③但有潜在手术并发症风险，对严重脊柱不稳的患者进行搬运有增加损伤的风险。

(4)后期手术(7～10d)

对后期手术存在一些质疑，有人认为难以给脊髓提供一个从创伤及水肿中恢复的机会。对不能迅速进行手术，但存在畸形或脱位的病人要及时进行牵引及闭合复位。

3. 外固定方法

(1)T_5 以上损伤：颈-胸-腰-骶支具。

(2)T_6～L_4：Jewet 过伸支具或胸-腰-骶支具(TLSO)。

(3)L_5～S_1：Pantaloon 支具。

(二)根据神经功能状况及脊柱的稳定性选择治疗方法

1. 神经功能完好且脊柱稳定

(1)通常见于压缩骨折、安全带型损伤及下腰椎的爆裂骨折。

(2)佩戴支具或石膏治疗。

2. 神经功能完好，但脊柱不稳定

(1)通常见于爆裂骨折和严重压缩骨折。

（2）进行手术稳定脊柱以防神经损伤。

（3）手术后可行早期康复锻炼。

3. 神经功能受损且脊柱不稳定

（1）常见于下胸椎及腰椎的爆裂骨折或骨折脱位（图 9-2）。

（2）行前路减压、融合固定手术，伴或不伴后路固定。

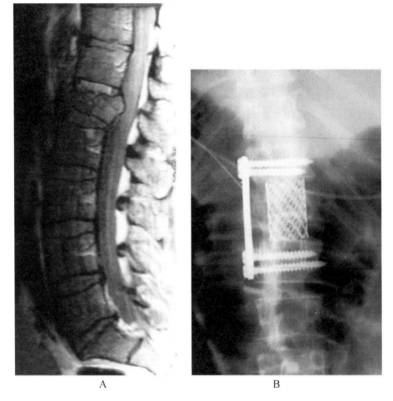

A　　　　　　　　　B

图 9-2　A. 34 岁男性矢状位 MRI，显示 T_{12} 椎体爆裂性骨折。注意椎体
后部骨折块突入椎管压迫硬膜囊前部；B. 术后正位片行前路
L_1 椎体切除减压及钛网植骨融合钢板螺钉内固定

（三）各型骨折的治疗

1. 屈曲压缩损伤

（1）单纯前柱损伤通常不会出现神经损伤，但注意以下情况提示后方韧带复合
体可能存在损伤、骨折不稳定。

①椎体压缩超过 50%。

②后凸成角超过 30°。

（2）治疗

①如果只有单纯的前柱破坏,行非手术治疗,佩戴过伸支具。

②如果存在中柱损伤,需要手术干预。

2. 屈曲牵张损伤(安全带损伤)(图 9-3)

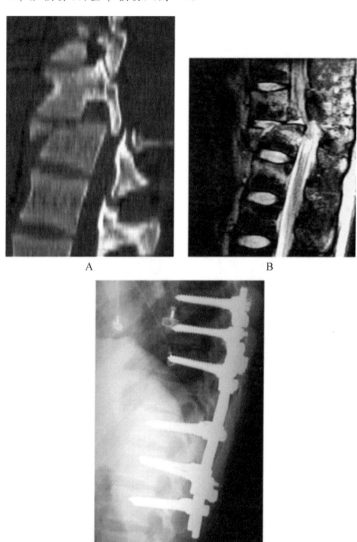

图 9-3　A. 胸腰椎骨折脱位的 CT 矢状面重建图像,显示明显的椎体脱位及椎管狭窄;B. 同一例患者的胸腰椎 MRI 矢状面图像提示明显椎管狭窄,注意脊髓被下位胸椎的后上角顶挤;C. 该病人术后侧位片,进行了椎弓根螺钉节段性内固定融合术(损伤节段上下各三个椎体),术后脊柱畸形获得复位

（1）无脱位的 Chance 骨折：佩戴过伸支具。

（2）经韧带的屈曲牵张损伤：后路内固定融合。

3. 屈曲扭转损伤（骨折-脱位）（图 9-4）

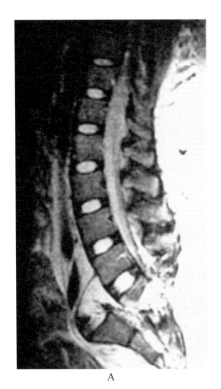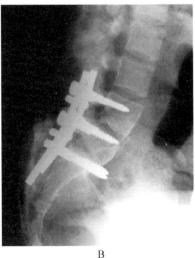

A   B

图 9-4   **A. T_2 加权 MRI 矢状位图像**，显示经 L_5 椎体的完全骨折脱位，损伤机
制为后伸-牵张损伤；**B. 术后腰骶椎侧位片**提示行 $L_4 \sim S_1$ 椎弓根螺
钉固定后骨折脱位获得复位并稳定

（1）往往引起完全截瘫。

（2）应行后路内固定及融合术以便后期康复。

4. 垂直压缩损伤（爆裂骨折）

（1）椎体后壁突入椎管的骨折块通常会造成神经损伤。

（2）治疗：如患者无神经症状、畸形有较轻，可行非手术治疗，卧床制动并使用
TLSO 支具。如有神经症状应手术治疗。

（四）存在神经功能损伤病人的手术选择

1. 下述情况下首选前路手术。

（1）前方有较大的骨折块移位、有明显神经功能损伤。

（2）手术时间超过 2 周。

2．如果后突入椎管的骨折块位于后外侧且神经症状很轻，可选择后路。骨折脱位、或存在创伤性硬脊膜撕裂，需要进行后路手术。

3．如果三柱均存在损伤，则可能需要前后联合入路手术。特别是既有神经损伤、又存在后方韧带结构损伤的情况下。

第三部分

脊柱退行性变

第 10 章　椎间盘退变的生物化学

一、椎间盘

(一)细胞

1. 胚胎期存在脊索细胞,但成年后消失。

2. 髓核及纤维环内存在一些类软骨样细胞,可能源自软骨终板的软骨细胞。

3. 不存在明显的细胞更新(turnover)。

4. 随着增龄及椎间盘退变,细胞逐渐凋亡。

(二)椎间盘大体结构(从周边到中央)(图 10-1)

1. 纤维环外层:主要为胶原纤维,斜形分层排列。血运及神经支配有限,后方由窦椎神经支配,前方由交感神经支配。

2. 纤维环内层:为纤维软骨样组织。

3. 移行区:位于纤维环内层与髓核之间菲薄的纤维组织区域。

4. 最核心为髓核。

(三)基质成分

1. 胶原

(1)纤维环(70%)主要为Ⅰ型胶原,共有Ⅰ、Ⅱ、Ⅲ、Ⅴ、Ⅵ、Ⅸ、Ⅺ等各型胶原。

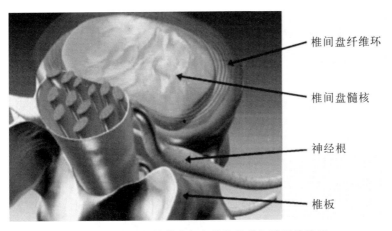

图 10-1　椎间盘的基本解剖结构及其与神经的关系

(2)髓核(20%)主要为Ⅱ型胶原,共有Ⅱ、Ⅵ、Ⅸ、Ⅺ等各型胶原。

(3)胶原提供椎间盘的抗牵张强度。

(4)通过赖氨酸/羟赖氨酸残基的共价键形成胶原交联。

(5)髓核中的胶原交联浓度最高。

(6)椎间盘退变时,髓核中的胶原合成和含量增加,而纤维环中的胶原交联减少。

2. 蛋白多糖　蛋白多糖中心为透明质酸纤维,交联蛋白连结于黏多糖分子链上。

(1)大的蛋白多糖:聚集蛋白聚糖(aggrecan):与关节软骨内的蛋白多糖相似;但为关节软骨内蛋白多糖的一半大小;椎间盘内的蛋白多糖其硫酸角蛋白/硫酸软骨素的比值更高;硫酸角蛋白盐的分子量更大;透明质酸酶含量更多;对保持水分具有重要作用;提供椎间盘抗压强度。

(2)小的蛋白多糖:包括二聚糖、核心蛋白聚糖、基膜聚糖及调节纤维;参与胶原纤维的形成及组织排列;蛋白多糖的含量和合成因年龄、不同部位及退变程度不同而各异;与关节软骨及年轻人相比,成年人正常纤维环内的蛋白多糖合成活性要低1/3;纤维环内层,蛋白多糖的合成活性最高。

(四)椎间盘老化、退变(图 10-2)

1. 硫酸角蛋白/硫酸软骨素比值增加。

2. 非聚合或不能结合透明质酸的蛋白多糖含量增加。

(五)椎间盘代谢的动态平衡

1. 细胞及基质的合成代谢

(1)促进合成代谢的生长因子主要有:转化生长因子-β(TGF-β)、成纤维细胞生长因子-β(FGF)、胰岛素样生长因子-1(IGF)、血小板衍生生长因子(PDGF)、骨形态发生蛋白-2(BMP)、BMP-4、BMP-7。

(2)IGF-1、表皮生长因子(EGF)、FGF 和 TGF-β 能刺激基质合成。

(3)FGF 能促进退变椎间盘内软骨细胞的增殖。

(4)IGF-1 能刺激髓核细胞蛋白多糖的合成。

(5)BMPs,如 BMP-2、BMP-7、潜伏膜蛋白(LMP)-1 等在体外和体内实验中均发现能上调蛋白多糖的合成。

2. 分解代谢

(1)基质金属蛋白酶,包括胶原酶、明胶酶、基质分解素可使基质降解。

(2)退变椎间盘内炎症因子和自由基含量增加。

①退变椎间盘内一氧化氮、前列腺素 E_2(PGE$_2$)、白介素(IL)-6 含量增加。

②椎间盘突出并出现神经根病变症状时,磷脂酶 A_2、肿瘤坏死因子(TNF)-α、IL-1 的含量增加。

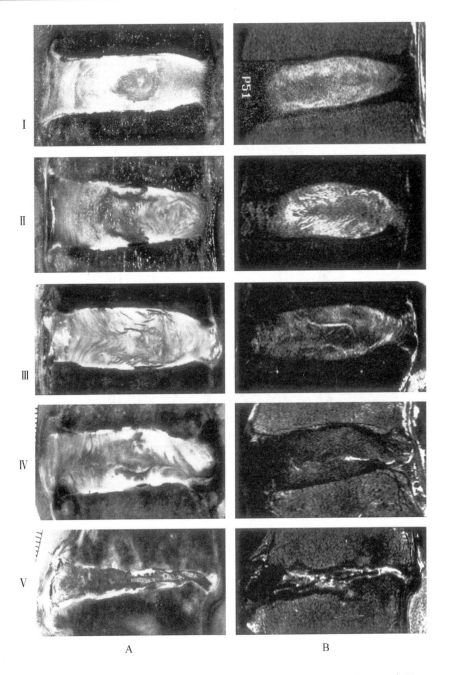

图 10-2　椎间盘退变的 Thompson 分级。A 为尸体标本；B 为相应的 MRI 表现。
　　　　I 级为正常健康的椎间盘，V 级退变的椎间盘存在终板骨化、椎间盘高
　　　　度降低、含水量减少

(3)细胞因子受体阻滞剂,例如白介素-1、肿瘤坏死因子阻滞剂、金属蛋白酶组织抑制剂能通过阻止分解代谢过程上调蛋白多糖的合成。

(六)终板渗透提供营养(图 10-3)

随着年龄增大,终板及外层纤维环的血供逐步减少,会发生:

1. 乳酸浓度增加。

2. pH 降低。

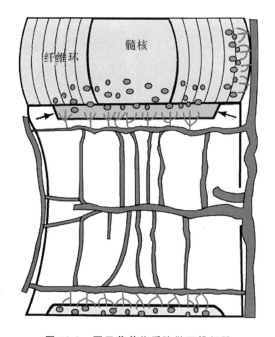

图 10-3 图示营养物质弥散至椎间隙

3. 营养供应的减少会影响细胞代谢(图 10-4)。

(七)椎间盘退变的生物修复或再生策略

1. 使用生长因子:BMPs 或其他一些能阻滞炎性通路的因子。

2. 治疗性基因转导:使用病毒转导或使用非病毒途径转导。

3. 细胞移植:椎间盘细胞、软骨细胞或间充质干细胞移植。

4. 细胞和基质移植。

(八)椎间盘的生物再生

1. 增加蛋白多糖及胶原的合成代谢及含量。

2. 在椎间盘退变早期,生物治疗可能会提高椎间盘或运动节段的生物力学性能。

(1)如果椎间盘退变严重且后方结构亦有受累,则不会奏效。

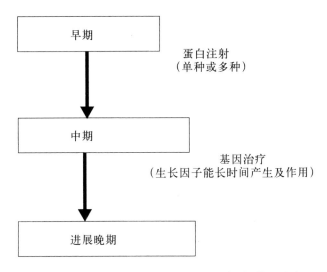

图 10-4　退变椎间盘修复的策略图

（2）使用生长因子（骨形态发生蛋白-1）可以恢复髓核高度及其代谢功能（Masuda 等）。

3. 生物疗法对疼痛感受器可能无作用。

（九）利用生长因子修复椎间盘存在的潜在限制问题或尚需解答的问题

1. 体内疗效能保持多长时间？

2. 最佳的剂量多少？

3. 最佳传导途径：注射？缓释系统？利用载体传导？多种蛋白质联用？

4. 生物应力对椎间盘代谢的影响，以及生长因子对细胞的影响？

5. 是否需要联合使用一些缓解疼痛的疗法：化学髓核溶解术、椎间盘内电热疗法。

第 11 章　颈椎退行性疾病：手术和非手术治疗

一、颈椎退行性疾病临床分类

1. 颈椎间盘源性轴性疼痛，伴或不伴牵涉痛。
2. 颈椎间盘突出症
(1)脊髓型。
(2)神经根型。
3. 颈椎病(cervical spondylosis)
(1)神经根型(椎间孔狭窄引起)。
(2)脊髓型。

二、病史及检查

(一)神经根型颈椎病(cervical radiculopathy)
1. 疼痛按皮节分布(图 11-1)，可有以下体征。
(1)Spurling 征：颈部后伸并向患侧旋转时疼痛加重。
(2)肩外展疼痛缓解征：屈颈、肩外展能够缓解疼痛。
2. 神经病学查体发现：包括麻木、感觉异常、无力、反射减退，按神经根支配区域分布。

(二)脊髓型颈椎病(cervical myelopathy)
1. 通常疼痛症状不明显，患者有不适感，有的为钝痛、有的为锐痛。
2. 常见症状有：宽基、不稳步态；手的灵活性降低，难以完成系纽扣、写字、拿咖啡杯等动作。
3. 查体：反射亢进，Hoffman 征、Babinski 征、Lhermitte 征阳性。
4. 脊髓病手综合征
(1)鱼际肌萎缩。
(2)手指逃逸征阳性。
(3)手握-伸试验(grip release test)阳性。
(4)轮替动作障碍：在快速运动过程中，手的协调性和灵巧性丧失(表 11-1)。

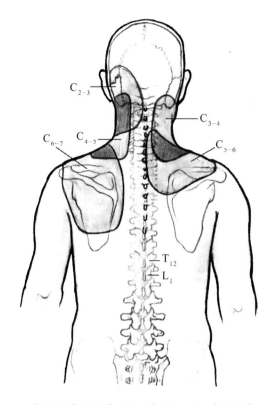

图 11-1　颈椎小关节突关节疾患引起的颈痛和牵涉痛范围示意图

表 11-1　两种颈椎疾患的特点

	颈椎病	颈椎间盘突出症
年龄	＞50	＜50
性别	男性＞女性	男性＝女性
发病	隐匿	急性
疼痛部位	颈部和上肢	上肢
颈部是否僵硬	有	无
肌肉无力	有	可能有也可能无
脊髓病	更常见	较少见
神经症状的皮节分布	多节段	单节段

三、影像学检查(图 11-2、图 11-3)

(一)X 线片

摄颈椎正位、侧位和斜位片,注意观察:

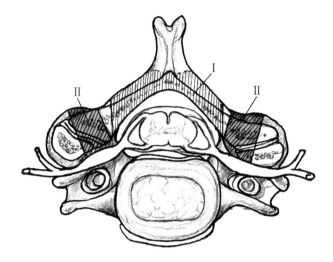

图 11-2 颈椎结构横断面示意图。阴影区 I 为椎板切除术的切除范围，II 为椎间孔切开减压术所需去除的骨质范围

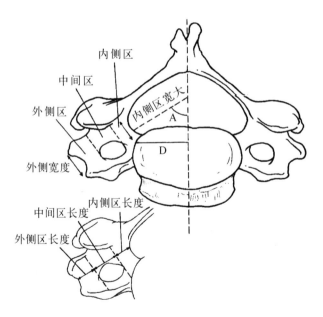

图 11-3 颈椎的横断面图。神经孔道分为三部分：内侧区、中间区、外侧区（引自：An HS. Principles and Techniques of Spine Surgery. Baltimore：Williams and Wilkins, 1998. ）

1. 颈椎整体对线（alignment）情况，颈椎病患者往往会有颈椎前凸减小或脊椎滑移。

2. 有无椎间隙变窄。

3. 有无小关节突关节退行性变并出现骨赘。

4. 斜位片上注意观察有无椎间孔狭窄（图 11-4）。

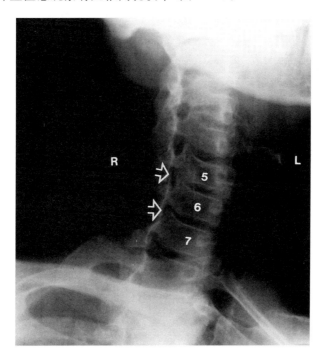

图 11-4　颈椎斜位片显示钩突骨赘形成引起继发神经椎间孔狭窄

（二）脊髓造影及 CT 脊髓造影

1. 在患者无法行 MRI 检查情况下，可选择该方法。

2. 适合体内有植入物的患者术后复查。

3. 该方法的缺点是有创。

（三）MRI

1. MRI 是颈椎椎间盘疾病首选的检查方法。

2. MRI 能很好地观察脊髓可容纳空间大小（space available for the cord）：＞13mm 为相对椎管狭窄，＜10mm 为重度（critical）狭窄。

3. 对排除脊髓空洞症、肿瘤和脊髓软化等脊髓病变特别有帮助。

4. 单纯依靠 MRI 进行诊断假阳性率很高，一定要结合临床症状。

四、鉴别诊断

1. 创伤 如颈部扭伤、创伤性神经炎(臂丛损伤)、创伤后颈椎不稳。

2. 肿瘤 如肺沟瘤(该肿瘤的压迫可引起 C_8 神经根症状及 Horner 综合征)、脊髓肿瘤、转移瘤、原发性颈椎骨肿瘤。

3. 炎症性疾病 如风湿性关节炎、强直性脊柱炎。

4. 感染 如椎间盘炎、脊椎骨髓炎、软组织脓肿。

5. 肩部疾病: 如肩袖撕裂、肩撞击综合征。

6. 神经疾患 如脱髓鞘病变(吉兰-巴雷综合征)、肌萎缩侧索硬化症。

7. 其他 如胸廓出口综合征、反射性交感神经营养不良、心绞痛、周围神经卡压症。

五、神经根型颈椎病的治疗

1. 非手术治疗 2～3个月的非手术治疗后,一般70%～80%患者会有明显疗效。

(1)早期(头2周):使用非甾体类抗炎药、口服激素类药物、短期使用麻醉镇痛药、冰敷或热敷、颈部活动调节、佩戴软颈围或家庭进行颈椎牵引。

(2)康复中期(3～4周):伸展和等长收缩锻炼、规范理疗,如果神经根性疼痛持续存在,可考虑行硬膜外激素注射封闭。

(3)康复后期(4周后):心血管功能锻炼、积极力量锻炼。

2. 手术适应证

(1)神经根或脊髓病变持续进展。

(2)非手术治疗无效,无法解除神经根痛及神经功能障碍。

(3)仅有轴性症状、不伴神经根病变的患者应行非手术治疗,其手术疗效不确定。

六、颈椎病手术技术

(一)颈椎前路手术

1. 适应证

(1)软性颈椎间盘中央型突出。

(2)同一节段的双侧神经根病。

(3)单侧软性椎间盘突出或椎间孔狭窄:对神经根病患者,如有严重的颈部轴性症状,首选前路手术。

(4)单、双节段的脊髓型颈椎病。

(5)矢状面存在后凸畸形。

2. 经前路颈椎椎间盘切除及融合术

(1)可使用三面皮质的髂骨进行椎间融合(Smith-Robinson 前路融合技术)、佩戴颈部支具 6 周。

(2)单节段融合术可使用异体骨植骨,但要进行内固定。异体骨植骨融合可避免取自体骨并发症,但长期吸烟为相对禁忌证。

(3)前路内固定钢板的使用:单节段椎间融合其稳定性相对较高,如使用自体骨植骨融合可不行内固定。

下述情况下建议使用内固定:

(1)单节段的异体骨植骨融合。

(2)术后不愿意进行支具外固定者。

(3)多节段的椎间融合手术。

(4)一些假关节形成高风险患者(翻修手术、吸烟者)。

(5)前方颈椎椎体次全切除融合术(该术式往往需要进行内固定,可以避免术后 Halo 架外固定,能提高融合率)。

(二)颈椎后路手术

1. 适应证

(1)单侧软性椎间盘突出或椎间孔狭窄,患者有神经根性症状,但无颈椎轴性疼痛。

(2)脊髓型颈椎病(病变超过 3 节段)。

(3)后纵韧带骨化。

(4)矢状面上颈椎无后凸(颈椎仍保持前凸或中立位)。

2. 椎板-椎间孔切开减压术(图 11-5)　是一种脊柱运动功能保留手术,无明显轴性症状的神经根型颈椎病可选择该术式。

3. 颈椎管成形术(图 11-6)

(1)与颈椎板切除、融合术相比,该术式并发症发生率相对较低,因此应用越来越多。

(2)本手术是一种脊柱运动功能保留手术。

(3)与颈椎板切除、融合术的手术适应证相同。

(4)有多种手术技术,有些术式进行内固定、有些不行内固定。

①双开门术式,即法式开门术(French Door):从棘突中线打开、两侧为铰链。

②单开门术式:一侧为开门侧,另一侧为铰链侧。

4. 颈椎板切除、融合、内固定术　当行颈椎板切除术时,为避免椎板切除术后出现颈椎后凸畸形,建议进行内固定,可行侧块螺钉固定,C_2、C_7、T_1 可行椎弓根螺钉内固定。

七、并发症

(一)颈椎前路手术

1. 假关节形成。

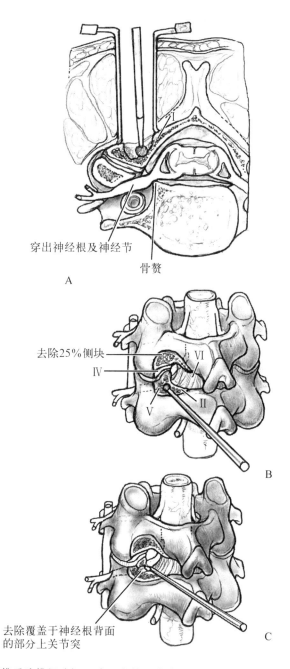

穿出神经根及神经节

骨赘

A

去除25％侧块

Ⅳ

Ⅵ

Ⅴ

Ⅱ

B

去除覆盖于神经根背面
的部分上关节突

C

图 11-5　颈椎后路椎间孔切开减压术的手术步骤。A. 在侧块-椎板交界处
　　　　使用磨钻椎板打薄（Ⅰ处）；B. 切除 25％的侧块，看清椎板（Ⅱ）、下
　　　　位椎板的上关节突（Ⅴ）、关节面（Ⅳ）和黄韧带（Ⅵ）；C. 使用刮匙
　　　　去除覆盖神经根背侧的部分上关节突关节骨质进行减压

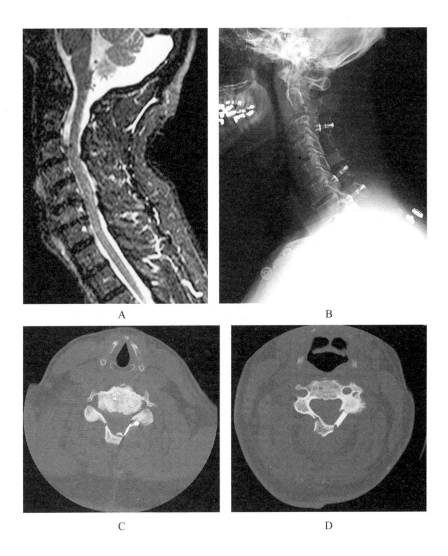

图 11-6　A. 术前颈椎 MRI 显示 C_3～C_7 椎管狭窄；B. 对 C_3～C_7 行椎管成形术（术后侧位片提示进行了异体骨植骨及小钛板固定）；C. 术后 CT 横断面显示置入的钛板；D. 术后 CT 横断面显示置入的异体骨块

2. 植骨块脱出、吸收或塌陷。

3. 吞咽困难。

4. 声音嘶哑。

5. 椎动脉或颈动脉损伤。

6. 硬脊膜撕裂。

7. 食管或气管损伤。

8. 神经损伤。

(二)颈椎后路手术

1. 神经功能障碍。

2. C_5 神经根麻痹：一般认为是由于术后脊髓向后漂移引起 C_5 神经根牵拉伤所致。

八、术后处理

1. 单节段手术、未进行内固定者术后用硬质颈围行外固定,前路手术术后 24h 内应抬高床头 30°以防止血肿形成,术后 6 周应摘除硬质颈围。

2. 椎板成形术并行内固定者术后不需要使用硬质颈托外固定,术后应迅速开始颈椎活动度功能锻炼。

第 12 章　胸椎退行性疾病

一、概述

1. 胸部疼痛病因很多,病因见表 12-1。发生率约为 15%,发病年龄大多为 $40-60$ 岁。临床可表现为神经根性症状,也可为脊髓压迫症状。由于胸椎管相对较小,脊髓的轻度受压也会有明显的症状表现。神经根性疼痛往往会有相近肋骨的放散痛。

2. 辅助检查。

(1)MRI 是最有用的检查方法,能显示椎间盘退变、突出及椎管受压的程度(图 12-1),但有一定的假阳性率。另外,MRI 检查有助于排除脊柱感染和肿瘤的诊断。

(2)脊髓造影/CT 脊髓造影:可更准确地显示椎管受压情况(图 12-2)。

3. 胸椎管狭窄症,其病因包括:

(1)后纵韧带骨化:常见于亚洲人群。

(2)黄韧带骨化:会导致脊髓后方受压,需进行后路胸椎管减压术。

(3)胸椎骨关节病(spondylosis)。

二、胸椎间盘疾病的治疗

(一)非手术治疗

如患者无脊髓受压症状,至少要先进行非手术治疗 6 个月。可以口服非甾体类抗炎药、运动锻炼、肌肉锻炼和心血管功能锻炼、根据需要进行理疗。

(二)手术治疗

1. 适应证

(1)胸椎椎间盘突出伴脊髓受压。

(2)对仅有神经根性疼痛,但无脊髓受压症状的患者,至少先非手术治疗 6 个月,疗效不佳方考虑手术。

2. 手术技术

(1)单行后路胸椎板切除减压术不恰当。

(2)经肋-横突切除入路可用于治疗后外侧胸椎间盘突出。

表 12-1 胸痛的鉴别诊断

分 类	病 因
心血管	心绞痛 心肌梗死 二尖瓣脱垂 心包炎 主动脉瘤
肺	肺炎 肺癌 胸膜炎 肺栓塞 胸腔积液
纵隔	食管炎 肿瘤
腹腔	肝炎 腹腔脓肿 胆囊炎
胃肠道	消化道溃疡 食管裂孔疝 胰腺炎
腹膜后	肾盂肾炎 肾结石 动脉瘤
神经病变	脊髓内囊肿/肿瘤 脱髓鞘病变 横贯性脊髓炎
感染	骨髓炎 椎间盘炎 硬膜外脓肿 结核
创伤	脊柱压缩性骨折 肋骨骨折
肿瘤	转移瘤 多发性骨髓瘤 硬膜内肿瘤
代谢性疾病	骨质疏松 骨软化症 Paget 病
其他	带状疱疹 风湿炎症性疾病 风湿性多肌痛

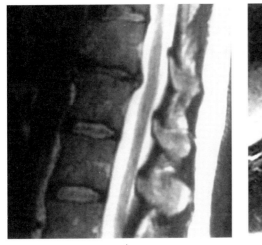
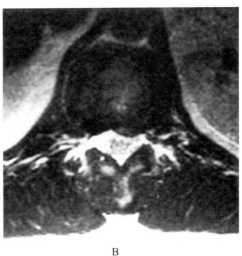

图 12-1　A. 矢状位 MRI T_2 像显示 T_{12}～L_1 椎间盘突出；B. 轴位 MRI T_2 像提示椎间盘左侧
旁中央型突出、椎间孔受压

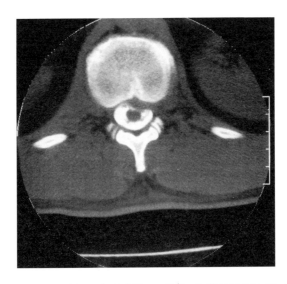

图 12-2　对图 12-1 同一病例行脊髓造影 CT 检查，造影剂局部缺损、显示脊髓受压

（3）大多数病例需行前路手术，伴或不伴融合术。下述情况建议进行融合手术：背痛明显、脊柱不稳、椎间盘或骨切除减压后发现有医源性脊柱不稳、存在后凸畸形。

（4）对存在后凸畸形的病例可进行前路内固定。

（5）胸腔镜下胸椎间盘摘除术可以减低手术并发症发生率，但对医生手术技术要求很高，学习曲线陡峭。

第 13 章　腰椎间盘疾病:病因及治疗方法的选择

一、概述

1. **发病率**　80%的人群都有过腰背痛的病史,2%～3%的病人会有下肢放射痛。

2. **发病年龄**

(1)平均起病年龄是 35 岁。

(2)20 岁以下及 60 岁以上患该病较为少见。

(3)儿童腰椎间盘突出很罕见,椎间盘和椎体终板整体滑移或椎体骺环的滑移类似椎间盘突出。

(4)老年人腰椎间盘突出也较少见,一般会合并有腰椎管狭窄。

3. **性别差异**　发病率无明显男女性别差异,女性发病年龄较男性要晚 10 年左右。

4. **腰背痛和坐骨神经痛的自然史**

(1)腰背痛的自行缓解:1 周内 50%～60%的病人症状会缓解,3 个月内 95%的病人症状会缓解。

(2)坐骨神经痛的缓解:1 个月内 55%的病人症状会缓解,1 年内 75%的病人症状会缓解。

(3)手术治疗与非手术治疗相比,术后 1 年时手术治疗疗效优于非手术治疗,但术后 2 年二者疗效并无显著差异。

5. **疾病易患因素**　相关的职业因素有:需要提举重物的职业、工作环境使身体经常振动、开车的司机、曾多次怀孕、吸烟、"静态"生活方式、运动少、肥胖、精神焦虑及抑郁。

二、病因学

(一)椎间盘退变(图 13-1)

1. **椎间盘的营养减少**:终板硬化引起椎间盘血供减少,导致氧分压降低、乳酸增加、髓核中央的 pH 降低。

2. **椎间盘水分含量减少**:正常情况下,到 80 岁时 88%人群椎间盘水分含量会

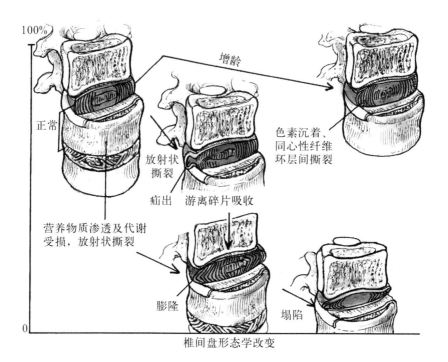

图 13-1 椎间盘退变形态学改变,随着退变的发展,椎间高度降低,MRI 上信号强度减小

减少至正常的 60%。

3. 随年龄增大,纤维环撕裂概率加大。

(1)髓核蛋白多糖含量降低导致外周纤维环承受应力增大,同时髓核抵抗应力能力下降。

(2)纤维环撕裂可能会引起不伴神经根放射痛的单纯腰痛。

(3)在外围纤维环及后纵韧带上发现有疼痛伤害感受器存在,后外侧角更容易受到屈曲/旋转或扭矩应力的伤害。

4. 椎间盘突出症。

(1)分型见表 13-1。

表 13-1 椎间盘突出的分型(根据突出的形态)

类 型	表 现
突出(protrusion)	基底部较宽的椎间盘突出
脱出(extrusion)	椎间盘经由后纵韧带脱出,脱出的碎片比其基底大,但二者仍有连续性
游离脱出(sequestered)	椎间盘脱出完全移位,碎片与椎间盘不相连

（2）发生部位

①大多数位于 $L_4 \sim L_5$ 及 $L_5 \sim S_1$ 节段，极少发生在高位腰椎和胸椎区域。

②典型的后外侧腰椎间盘突出压迫的是下一位神经根（穿行神经根）（例如 $L_4 \sim L_5$ 椎间盘突出压迫 L_5 神经根）（图 13-2）。

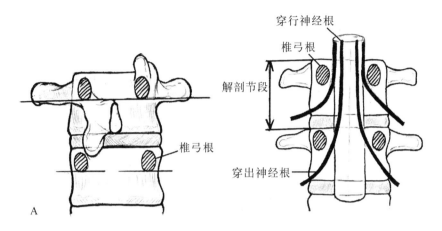

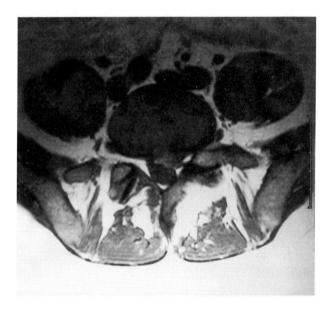

图 13-2　A. 穿出（exiting）神经根、穿行（traversing）神经根与椎间盘的解剖位置关系，注意只有在极外侧椎间盘突出时方有可能压迫穿出神经根；
B. 一般来说，后外侧椎间盘突出压迫的是穿行神经根，MRI 显示 $L_5 \sim S_1$ 后外侧椎间盘突出压迫左侧 S_1 神经根

③腋下型椎间盘突出:通常是因为椎间盘碎片向头侧及内侧移位造成,手术中向内牵拉神经根进行显露将变得较为困难和危险(图 13-3)。

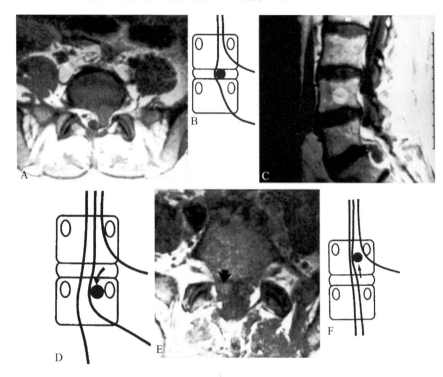

图 13-3　不同类型椎间盘突出的示意图及 MR 影像。A、B. $L_5 \sim S_1$ 旁中央偏左椎间盘突出;C、D. 椎间盘游离脱出向下移位至 S_1 椎弓根水平;E、F. $L_5 \sim S_1$ 腋下型椎间盘突出

④小的中央型腰椎间盘突出可能会引起单纯腰痛,不出现下肢放射痛或马尾综合征。

⑤极外侧或椎间孔内椎间盘突出压迫的是上一位的神经根(穿出神经根),更常见于老年病人,大多数发生在 L_3 和 L_4 节段(图 13-4)。

⑥突入硬膜囊内的椎间盘突出症十分少见。

(二)神经根

解剖

(1)腰神经根都从同一序号腰椎椎弓根下方及椎间盘上方穿出,例如 L_5 神经根于 L_5 椎弓根下方及 $L_5 \sim S_1$ 椎间盘上方穿出。

(2)背根神经节位于椎间孔内,处于椎弓根下方,其受压可能是疼痛的主要来源。

(3)每个腰神经根都有三个分支。

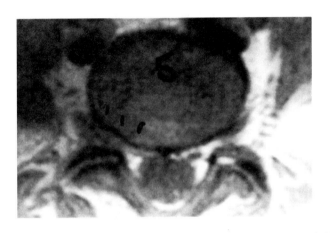

图 13-4　MR 横断面图像显示 $L_5 \sim S_1$ 大块椎间盘极外侧突出侵犯 L_5 右侧神经根

①腹侧支:主运动功能。

②窦椎神经:支配后方纤维环的外层,而前方纤维环由交感神经支配、部分交感神经纤维与窦椎神经有连接。

③背侧支:支配关节突关节及后方肌肉。

(三)椎间盘突出的生化病理改变

1. 纤维环和髓核中的细胞产生基质。

(1)主要成分是胶原纤维和蛋白多糖。

(2)随着年龄增大以及椎间盘退变,细胞凋亡,基质含量降低。

(3)合成和分解代谢的平衡维持基质含量的稳定。

①肿瘤坏死因子-a、白介素-1、磷脂 A_2、前列腺素等炎症因子促进分解代谢。

②骨形态发生蛋白等生长因子促进合成代谢。

2. 随着退变的发生,通过终板的营养渗透也降低。

3. 纤维环撕裂或髓核突出刚出现时即伴有明显的炎症反应。

(1)细胞因子从纤维环破裂处溢漏可能会引起神经根病变。

(2)即使无明显的机械压迫,髓核碎片也会激发炎症反应影响神经根,休息、非甾体抗炎药或皮质激素可以降低炎症反应、缓解症状。

4. 突出的髓核碎片会引起严重的炎症反应,炎症反应对碎片亦有吸收作用。

三、临床评估

(一)病史

坐骨神经痛或神经根病变

(1)椎间盘脱出或椎间盘游离脱出时,坐骨神经痛的症状比腰痛显著。

（2）大多数普通的椎间盘突出,随病程迁延,坐骨神经痛症状会逐步好转。

（3）其症状按神经根的皮节支配范围分布,坐下、咳嗽、打喷嚏和腰前屈时疼痛一般会加重,平卧及休息疼痛会缓解。

（二）查体

1. 注意观察病人的行为举止、对疼痛的反应、脊柱的平衡性、步态、肌肉有无痉挛或萎缩。

2. 骨和软组织的触诊。

（1）病变节段水平、脊柱中线上一般有压痛。

（2）存在坐骨神经痛的患者,坐骨切迹处及坐骨神经行径会有压痛。

（3）常会触及椎旁肌肉痉挛。

3. 腰椎活动度的检查。

（1）正常情况下,不同个体其腰椎活动度存在较大差别;同一个体,早晚时间腰椎活动度亦有不同。腰椎最大活动时出现疼痛复制,对诊断有一定帮助。

①腰椎屈曲时疼痛,提示椎间盘源性疾病可能。

②腰椎后伸时疼痛,提示关节突关节疾病可能。

（2）后外侧或外侧腰椎间盘突出患者,侧屈会引起同侧肢体的放射痛;腋下型腰椎间盘突出患者,向健侧侧屈会加重患肢的疼痛。

（3）当从前屈位站直时,如果出现疼痛,腰部活动不协调提示有机械性的不稳。

4. 神经系统检查。

（1）检查下肢运动、感觉和反射功能,能发现受累神经根支配区域内上述功能障碍。

（2）特殊检查。

①直腿抬高试验:抬高患肢会引起患肢放射痛。需记录引发疼痛时患肢抬高的度数,抬高患肢稍低于上述度数,此时将患足背屈也将会牵拉坐骨神经引起疼痛。直腿抬高试验检查时,亦需注意有无腰痛的复制。如仅出现腰痛的复制,直腿抬高试验不能判定为阳性,可能与纤维环撕裂或中央型腰椎间盘突出相关。

②对侧直腿抬高试验:抬高健侧下肢会引起腰痛以及患肢疼痛则为阳性,通常提示椎间盘游离脱出或巨大的椎间盘突出。

③反直腿抬高试验:俯卧位,后伸大腿牵张股神经,如有 L_3 或 L_4 神经根分布区域的疼痛复制则为阳性。

④Waddell 征,提示非器质性病变。以下 5 个体征中出现 3 个阳性,则提示为假病。

· 压痛表浅或非解剖节段分布,并与检查结果不相符。

• 模拟试验阳性(旋转或轴向施压试验:让患者站直、脚并拢,然后旋转骨盆或从头顶部下压。这些动作不应引起疼痛)。

• 仰卧位进行直腿抬高试验明显阳性,但坐位伸膝进行直腿抬高检查(Flip征、倾倒试验)为阴性。

• 不按解剖学分布的肌力下降及感觉异常。

• 检查时患者反应过激。

5. 腰痛的鉴别诊断。

(1)内脏源性:腹腔脏器或肾脏。

(2)肿瘤:原发性或转移性骨肿瘤。

(3)神经系统:脊髓肿瘤或囊肿。

(4)风湿类疾病:强直性脊柱炎、Reiter 综合征、炎性肠病以及银屑病性关节炎(骶髂关节炎)。

(5)感染:椎间盘炎、骨髓炎。

(6)脊柱退变骨关节炎性疾患(spondylogenic)。

①肌筋膜炎综合征:髂腰综合征、梨状肌综合征、腰方肌综合征和纤维组织炎(扳机点综合征)。

②脊柱其他退行性疾病:椎间盘疾病、关节突关节综合征、腰椎管狭窄。

③骨骼疾病:包括疏松性压缩骨折、腰椎滑脱症、骶骨病变、尾部疼痛。

(7)心理问题。

6. 各类脊柱退变引起腰痛的鉴别。

(1)椎间盘突出症引起的腰痛:典型的下肢放散痛,有坐骨神经张力增高的征象,存在受累神经根的功能障碍。

(2)纤维环撕裂:表现为腰痛和臀部的牵涉痛而不是下肢放散痛,腰椎后正中线上压痛、腰前屈疼痛、直腿抬高试验时腰痛加剧。

(3)肌筋膜炎综合征:疼痛表现为受累肌肉的压痛,而不是腰椎后中线上的压痛,同时肌肉主动收缩及被动牵张(向健侧弯腰)会引起疼痛。

(4)脊柱后部结构病变引起的疼痛。

①腰椎峡部裂:腰部后伸和向对侧旋转时会引起腰痛。

②关节突关节综合征:关节突关节部位压痛、腰部过伸和侧弯时疼痛。

③腰椎管狭窄症:有神经性跛行、腰背部后伸时疼痛。

7. 辅助检查。

(1)X 线片:有助于发现腰椎峡部裂、腰椎滑脱、脊柱侧凸,对脊柱肿瘤、感染的诊断也有一定辅助作用。

(2)MRI:对腰椎间盘突出症和腰椎管狭窄症是较好的辅助检查,使用钆增强扫描能进一步提高准确率,有助于肿瘤、感染及腰椎间盘突出症复发的诊断。

（3）CT、脊髓造影 CT 扫描：MRI 检查存在禁忌的情况下可使用该检查，CT 对有退行性脊柱侧凸或体内有金属置入物病人可能更好。

（4）椎间盘造影术：对无神经根症状、单纯椎间盘源性腰痛的患者，可进行该检查，根据有无疼痛复制进行诊断。

（5）骨扫描：如果怀疑肿瘤或感染可采取该检查。

四、非手术治疗

（一）疗效确切的非手术治疗方法

1. 对患者进行教育及训练（腰背痛学校）：有效的训练能减小脊柱承受的机械应力，对患者的教育能降低其对疾病疗效过高的期望值。

2. 心血管功能锻炼。

3. 戒烟。

4. 减肥、保持理想体重。

（二）疗效尚未证明的方法

1. 长时间卧床休息、肌松药、牵引、佩戴支具及手法治疗。

2. 除非在急性期内（发病 1～5d），不要使用麻醉药和镇静药。

3. 硬膜外类固醇激素注射治疗的效果尚未证明，腿痛顽固存在的患者可以有选择地使用，对康复复有一定帮助。

五、手术治疗

适应证

1. 非手术治疗（至少使用 6 周）无效。

2. 神经功能障碍持续进展。

3. 有明确的神经根受累的症状及体征。

（1）下肢放射痛。

（2）神经根张力增高的体征阳性（直腿抬高试验等）征或查体发现有明确的神经功能受损。

（3）有明确的影像学发现，并与临床症状相符。

六、手术方法（图 13-5、图 13-6，表 13-2）

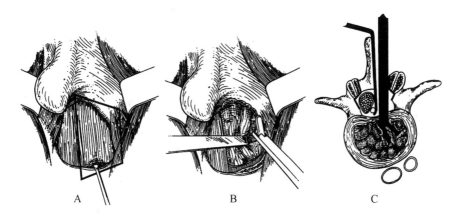

图 13-5　图示常规的 $L_5 \sim S_1$ 椎板开窗、椎间盘摘除术。**A.** 咬除黄韧带，逐步显露椎板间隙；**B.** 继续咬除椎板骨质直到能看见神经根外缘；**C.** 轻轻向内牵开神经根，使用垂体钳摘除椎间盘

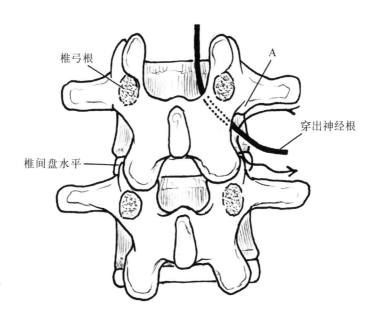

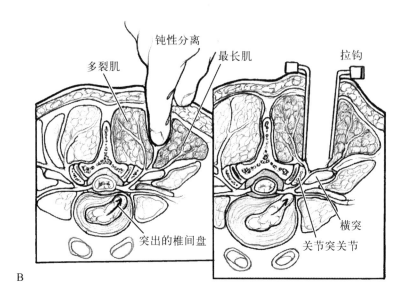

图 13-6 经 Wiltse 脊柱旁正中入路摘除极外侧型椎间盘突出示意图，
在多裂肌与最长肌之间入路

表 13-2 椎间盘突出症的不同治疗技术

手术技术	特 点
开放椎间盘摘除术	神经根显露较好 肌肉分离较多 住院时间较长 有造成脊柱医源性不稳的可能
显微镜下椎间盘摘除术	肌肉分离较少 视野好且亮 手术时间较长同时费用较贵 要求专门的手术器械
经皮椎间盘切除术	包括化学融核、经皮切除、激光切除等不同技术 比显微镜下椎间盘摘除术效果要差
椎间盘内电热疗法	治疗椎间盘源性腰背痛的一种新方法 与安慰剂处理相比效果并无明显差别

第 14 章　腰椎管狭窄症

一、概述

1. 一般 50 岁后常见，男性多于女性，常与椎间盘退变有关。

2. 定义：椎管、侧隐窝、椎间孔狭窄引起神经结构受压，并引起神经源性跛行或神经根性症状，分别称为中央椎管狭窄、侧隐窝狭窄及椎间孔狭窄。

3. 需注意：只有在具有临床症状的前提下，影像学上的腰椎管退变性狭窄才有意义。

二、分型

1. 先天性　通常为发育性，主要为中央型椎管狭窄。

（1）特发性。

（2）侏儒症（软骨发育不全）。

2. 获得性

（1）退变性狭窄。

①中央型椎管狭窄：下关节突关节、黄韧带肥大，椎间盘膨出引起中央椎管狭窄。

②侧隐窝狭窄：上关节突关节和黄韧带增厚肥大，主要引起侧隐窝狭窄。

③椎间孔狭窄：椎间孔变窄。

（2）退行性滑脱：$L_4 \sim L_5$ 节段多见，L_5 神经根被 L_4 的下关节突及 L_5 椎体后缘所卡压。

（3）综合性：退行性、先天性椎管狭窄情况下再出现腰椎间盘突出。

（4）医源性：椎板切除术后、脊柱融合术后、椎间盘手术后。

（5）脊柱创伤后椎管狭窄。

（6）其他原因，如 Paget 病、氟中毒。

三、发病机制

1. 某些形态的椎管容易发生椎管狭窄，腰椎管约有三种形态：圆形、卵圆形、三叶形（15%），其中三叶形椎管好似拿破仑帽样，容易出现侧隐窝狭窄。

2. 椎间盘退变是重要的发病基础:椎间盘老化或退变,其内胶原含量、蛋白多糖和含水量改变。

3. 关节突关节亦受累:椎间盘退变后即会出现,发生关节软骨破坏、关节突关节肥大、骨赘形成及半脱位。

4. 脊柱为三关节复合体结构,在退变发展过程中,后方的两个关节突关节及前方的椎间盘均发生病理改变。

(1)反复的旋转和压应力会引起三关节复合体的退行性变。

(2)椎间盘会出现环状或辐射状的撕裂,并伴有高度丧失。

(3)后方关节突关节将出现滑膜炎症、软骨破坏、骨赘形成,将引起关节囊松弛、黄韧带肥大或膨出、以及关节失稳或半脱位。

(4)三关节退变还引起脊柱节段不稳,可出现:脊柱退行性向前滑脱、向后滑移、退行性脊柱侧凸以及旋转半脱位,进一步加重病情进展。

5. L_4 或 L_5 神经根最常受累。主要因为下腰椎所受压力及剪切力更大,椎间盘退变常发生在 $L_4 \sim L_5$ 和 $L_5 \sim S_1$ 节段,同时下腰椎椎弓根的下缘为凸面、而上腰椎为凹面,因此 L_4、L_5 神经根最易受累。

四、神经受压的解剖基础

中央椎管内有马尾和硬膜囊,侧隐窝内有上位神经根,椎间孔内有背根神经节(椎间孔)、椎间孔外有脊神经。

(一)马尾最常于椎间盘水平在中央椎管内受到前后方向上压迫

1. 前方致压因素为膨出的椎间盘。

2. 后方致压因素为黄韧带及关节突关节。

(二)神经根的压迫可能发生在多个解剖部位

1. 入口区受压

(1)后外侧椎间盘突出压迫神经根。

(2)上关节突肥大压迫神经根。

2. 中间区受压 峡部裂情况下,椎弓峡部增生的骨赘压迫神经根。

3. 出口区(椎间孔)受压(图 14-1) 解剖毗邻关系:前方为椎体、椎间盘,上方、下方为椎弓根,后方为椎板峡部、黄韧带及上关节突尖部。

(1)极外侧型椎间盘突出将压迫椎间孔内的神经根。

(2)上关节突关节半脱位可能会将神经顶挤至椎弓根、椎体或膨出纤维环上引起压迫。

4. 椎间孔外受压

(1)可见于极外侧型、或椎间孔外椎间盘突出症。

(2)远外侧卡压综合征(Far-out syndrome):腰椎滑脱时,L_5 的横突和骶骨翼

引起 L_5 神经根的卡压。

（3）横突的横行骨折或植骨块进入横突前方，可能引起脊神经受压。

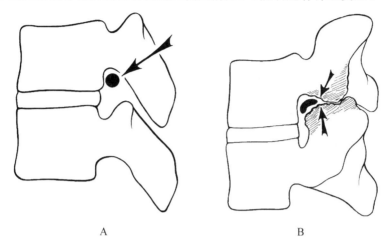

图 14-1　**A.** 图示神经根在椎间孔内所处的位置；**B.** 关节突关节肥大及上关节突关节骨赘增生会引起椎间孔狭窄、神经根受压

五、腰椎管狭窄的影像诊断标准（图 14-2）

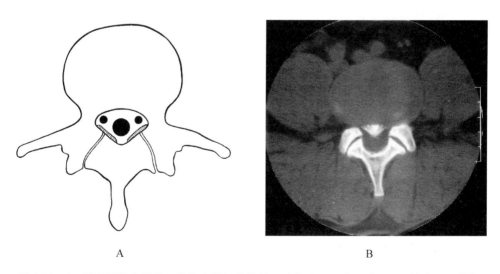

图 14-2　**A.** 横断面示意图显示椎管内神经结构的正常解剖；**B.** 脊髓造影 CT 检查显示黄韧带明显肥大引起椎管中央型狭窄

1. 中央椎管狭窄　绝对狭窄:腰椎管中央矢状径<10mm,相对狭窄:10～13.5mm。

2. 侧隐窝狭窄　矢状径<3～4mm。

3. 椎间孔狭窄

(1)椎间孔高度<15mm。

(2)椎间盘后部高度<3mm(神经根受压的可能性为80%)。

六、神经根损伤的病理生理机制

1. 机械压迫和炎症反应共同作用。单纯机械压迫不会引起疼痛,疼痛症状主要因炎症反应引起,炎症介质主要有磷脂酶 A_2、神经肽等。

2. 脊柱动态不稳。脊柱不稳引起椎管和椎间孔内神经组织反复损伤。

3. 神经的静脉淤血。

4. 神经的动脉缺血。

5. 神经营养缺乏。脑脊液流动异常、梗阻引起神经营养缺乏。

6. 马尾神经受能承受压力的临界值。硬膜囊缩窄 25% 没有影响,但硬膜囊缩窄≥50%将出现运动障碍、体感诱发电位完全消失。

七、临床症状

(一)疼痛

1. 疼痛症状多种多样。

(1)可表现为单根神经根症状。

(2)也可表现为双腿神经源性跛行。

(3)也可表现为不典型的腿痛。

(4)也可表现为马尾综合征。

2. 疼痛一般位于腰部、臀部以及下肢。

3. 站立及行走时疼痛加重。

4. 休息、弯腰及坐下时疼痛缓解。

5. 患者的病史对腰椎管狭窄症的诊断最为关键。

(二)50%病人中有跛行症状

1. 必须排除血管源性跛行(表 14-1)。

2. 血管源性跛行的特点。

(1)血管源性跛行其症状休息后缓解更为迅速。

(2)弯腰动作血管源性跛行的症状不会减轻;骑车和爬山时由于腰椎处于屈曲状态,是不会发生神经源性跛行的。

(3)但需要注意的是,有时血管性和神经源性跛行可能会同时并存。

表 14-1　血管源性跛行和神经源性跛行的比较

表现	血管源性	神经源性
出现跛行之前的正常行走距离	比较固定	每次变化不一
活动停止后症状缓解时间	迅速缓解	缓解较慢
疼痛缓解姿势	站立位休息即能缓解	需弯腰或坐下
爬坡	会出现疼痛	不发生疼痛
骑自行车	会出现疼痛	不发生疼痛
疼痛部位及放射	疼痛从肢体远端向近端发展	从近向远
肌肉萎缩	极少出现	有时会出现
腰背痛	不常见	常见
皮肤表现	可出现皮肤毛发脱落	正常

(三)体格检查

1. 客观体征往往缺乏。

2. 坐骨神经紧张的体征常为阴性。

3. 神经功能障碍可能存在也可能没有。

4. 最重要的体征是腰痛及腰椎活动度降低。

5. 应常规进行腹部及血管情况的彻底检查。

(四)辅助检查方法

1.X 线片

(1)可发现椎间隙狭窄或椎间盘退变表现。

(2)终板骨赘生成和硬化。

(3)关节突关节肥大或骨赘形成。

(4)骨性椎管或椎间孔狭窄。

(5)腰椎前凸减小或消失。

2.CT 扫描　有助于椎管、特别是侧隐窝和椎间孔的观察;脊髓造影检查有时会因椎管狭窄、造影剂显影阻断,阻断部位下方的部位无法显影观察,而 CT 检查亦能清楚观察到。

3.MRI 检查

(1)是检查腰椎管狭窄最好的方法。

(2)对软组织的观察非常清楚,但对骨组织的观察不及 CT。

八、鉴别诊断

1. 创伤(软组织扭伤、拉伤、脊柱压缩性骨折)。

2. 感染(脊椎骨髓炎)。

3. 风湿性炎性疾病。

4. 先天性疾病(软骨发育不全)。

5. 代谢性疾病(骨质疏松、Paget 病)。

6. 其他退行性疾病(腰椎间盘突出症、腰关节突关节综合征)。

7. 肿瘤(脊髓内肿瘤、骨肿瘤以及转移瘤)。

8. 神经疾病(周围神经疾病)。

9. 循环系统疾病(腹主动脉瘤、血管源性跛行)。

10. 肌筋膜综合征。

11. 精神问题。

九、治疗

(一)非手术治疗

1. 服用非甾体类抗炎药。

2. 佩戴腰骶部软腰围。

3. 腰部屈曲锻炼。

4. 硬膜外或椎管内注射疗法。

(二)手术

1. 适应证

(1)马尾综合征。

(2)进行性肌力下降。

(3)腿痛非手术治疗无效,严重影响生活质量。

2. 手术方法

(1)减压。

①中央椎管狭窄:行椎板切除减压术(图 14-3)。

②侧隐窝狭窄:潜行切除过度增生的部分上关节突。

③椎间孔减压:行椎板切除及关节突潜行减压术后如果发现神经根仍紧张,可能需要再行进一步减压,以下是其他可能发生神经根卡压的部位。

· 上关节突与上位椎体后缘间构成致压。

· 上关节突与上位椎弓根间构成压迫。

· 上关节突或椎弓根与外侧膨出的纤维环间构成挤压。

· 下关节突和下位椎体之间致压(退行性腰椎滑脱)。

· L_5 横突和骶骨翼(远外侧卡压综合征)。

(2)腰椎管狭窄的同时,如果还存在以下情况时,建议进行融合术。

①不稳定的脊柱退行性侧凸或后凸。

· 侧凸或后凸角度进展。

· 角度超过 20°。

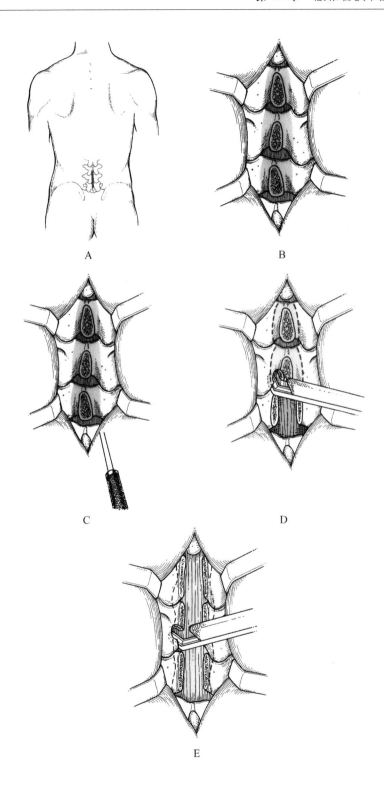

A

B

C

D

E

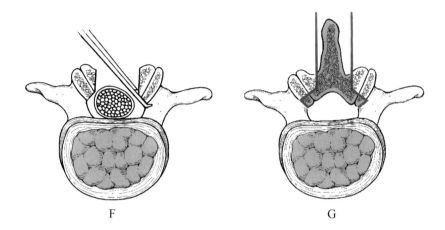

图 14-3　**A.** 腰椎椎板切除减压术的标准后正中切口;**B.** 棘突已被切除,阴影部位显示中央椎管减压需要咬除的椎板范围;**C.** 在椎板深面使用刮匙剥离开黄韧带以进入椎管内;**D.** 用 Kerrison 钳逐次咬除椎板;**E.** 用 Kerrison 咬骨钳潜行切除侧隐窝内的椎板骨质及黄韧带;**F.** Kerrison 咬骨钳小心置入椎间孔内、潜行咬除部分上关节突,扩大穿出神经根空间;**G.** 阴影部分显示中央椎管、侧隐窝减压需要咬除的骨及软组织标准范围

　　(引自:An HS,Riley L. An atlas of surgery of the spine. London,England,Martin Dunitz,1998:190-194. 绘图者 Carole Russell Hilmer)

- 腰椎前凸丧失、脊柱矢状面失平衡。
- 腰椎侧方滑移。
- 弯度较柔韧。
- 侧弯的凹侧有神经根性症状。

②退行性腰椎滑脱。

③医源性脊柱不稳。

- 双侧关节突关节切除超过 50%。
- 一侧关节突关节完全切除。

④同一节段或相邻节段椎管减压术后复发。

　　(3)运动功能保留手术:X-Stop(St. Francis Medical, San Francisco,CA)手术已获得 FDA 批准,其适应证为神经源性跛行、弯腰可缓解;腰椎滑脱程度不能超过1.5 度。

第 15 章　腰背轴性疼痛的手术治疗

一、简介

1.80％的人一生中都会有过腰痛

(1)门诊新病人中有 14％是就诊腰痛。

(2)腰痛是导致病休的第二大病因,仅次于肺部感染。

2. 美国每年腰椎手术为 165/10 万人　最常见的腰椎手术是因椎间盘源性疼痛进行的腰椎融合术、或因神经根性症状进行的腰椎减压术。

3. 腰痛的危险因素

(1)有腰痛病史。

(2)年龄增大。

(3)吸烟。

(4)患有其他疾患。

(5)社会经济地位低下。

(6)心理压力过大。

(7)重体力劳动职业。

二、病因

1. 特发性或病因不明:高达 85％难发现明确病因。

2. 椎间盘退行性疾病引起:椎间盘源性疼痛、椎间盘突出、退行性脊柱侧凸。

3. 发育性:峡部裂性脊柱滑脱、特发性脊柱侧凸。

4. 先天性。

5. 创伤性。

6. 感染:骨髓炎、椎间盘炎。

7. 风湿性炎症:强直性脊柱炎。

8. 肿瘤。

9. 代谢性疾病:骨质疏松。

10. 其他病因引起的牵涉性疼痛:腹主动脉夹层动脉瘤、肾静脉血栓、急性心肌梗死、胰腺炎、十二指肠溃疡。

11. 临床如有下述警示(red flag),其腰痛症状要引起重视,需进一步深入诊治。

(1)明确创伤史。

(2)既往恶性肿瘤史。

(3)年龄＞50 岁。

(4)有全身症状(发热、畏寒、厌食、近期体重下降)。

(5)严重、进行性神经功能受损:特别是鞍区麻木或大小便功能障碍。

(6)未控制的感染。

(7)有免疫缺陷病史。

三、辅助检查

1. 明确腰痛确切的病理解剖诊断是手术成功的关键(表 15-1)。

表 15-1　脊柱源性腰痛的解剖基础

椎间盘	椎间盘退变会引起原发性腰痛 纤维环外层 1/3 存在疼痛感受纤维 可以刺激疼痛小体的化学介质:前列腺素;乳酸;P 物质 在椎间盘退变过程中,已观察到纤维环内层甚至髓核有神经纤维长入
关节突关节	痛觉感受纤维广泛存在 关节囊的滑膜层都发现有痛觉纤维的存在,同时也有本体感觉神经末梢,能调节保护性肌肉反射
肌肉韧带结构	前纵韧带和后纵韧带都有感觉神经支配 后纵韧带发现有含 P 物质的纤维 椎旁肌中发现有无髓鞘的神经纤维,它对肌肉长时间收缩或痉挛堆积的代谢物有感受作用
神经结构	神经根机械性受压引起疼痛症状必须要有炎性反应存在才会出现 背侧神经根对直接的压迫或振动觉较为敏感 神经根机械性受压会引起神经肽(P 物质)基因表达增高

2. 高达 85％的腰痛并不能得到明确的结论性诊断,只能归为"特发性腰痛"。

3. X 线片。

(1)过伸过屈位片:有助于发现脊柱动态不稳。

(2)脊柱斜位片:对存在脊柱滑脱病人可以观察其峡部情况,是否存在峡部裂。

(3)刚出现腰痛症状的患者,如果不存在上述特别情况(red flag),症状出现 4 周内并不需要常规摄腰椎 X 线片。

4. CT 显示脊柱的骨性结构极佳,但观察软组织的效果不如 MRI;脊髓造影 CT 检查能很好地观察腰椎管狭窄情况,但由于 MRI 检查无创,因此脊髓造影 CT 检查的使用逐步减少。

5. MRI。

(1)能在轴位、冠状位和矢状位非常清楚地显示脊柱内、脊柱周围软组织及神经结构情况。

(2)很好地显示椎管内、椎间孔神经结构的受压情况。

(3)T_2 相上退变椎间盘因为脱水会表现为"黑间盘",但对无症状的患者该表现并不能预测今后是否将发生腰痛。

6. 关节突关节注射。

(1)关节突关节退变可能是腰痛的原因之一,这是该方法的理论根据。

(2)但缺乏设计严密的临床研究支持其有效性,因此,目前并不支持使用关节突关节注射封闭的疗效来预测手术的疗效。

7. 椎间盘造影术。

(1)争议很大。

(2)进行髓核穿刺后注射显影剂,可以观察椎间盘内部结构的撕裂情况。

(3)也可以注射生理盐水,观察有无疼痛复制。

(4)如果椎间盘注射引起疼痛、同时椎间盘造影 CT 检查发现该椎间盘存在退变,则该椎间盘可能是腰痛的病因之一。

(5)阳性判断要点。

①椎间盘内注射引起疼痛复制。

②低压力注射即出现疼痛症状。

③椎间盘内注入的显影剂容量超过 2ml。

④显影剂自椎间盘内向外逸出。

四、手术适应证

1. 机械性脊柱不稳。

2. 神经功能障碍。

3. 存在腰痛、但无神经根性症状患者的手术指征:

(1)持续疼痛、并引起功能不便超过 1 年。

(2)理疗及非手术治疗无效:非手术治疗手术包括使用非甾体类抗炎药、热敷、冷敷、减轻体重、运动锻炼。

(3)患者无精神心理问题、不存在工伤赔偿或法律纠纷。

(4)MRI 上单节段孤立椎间盘退变,该节段椎间盘造影出现疼痛复制,或者该单节段脊柱静态或动态不稳定。

五、手术

(一)概述

1. 腰痛的手术治疗大多数为脊柱融合术。

2. 如还存在下肢痛及神经根受压情况,则还需进行减压术。

3. 髓核或椎间盘成形术:为前沿技术,但尚处在研究阶段。

(二)脊柱融合术的原则

1. 用于避免脊柱节段异常活动:更适用于同时存在脊柱不稳的病人。

2. 获得坚固融合的要点。

(1)精心准备植骨床(表面去皮质)。

(2)选择合适的植骨种类并保证植骨量充分。

(3)充分注意腰椎的生物力学:维持或恢复腰椎矢状面的正常前凸。

(4)调整好患者的全身情况,促进植骨融合。

①避免吸烟及使用皮质激素、非甾体类抗炎药,营养充分,避免感染。

②要注意融合后邻近节段退变的问题、融合节段要降到最少,特别是年轻患者。

(三)腰椎融合术的技术要点

1. 各种腰椎融合技术简介(表 15-2)

2. 后外侧横突间融合术

(1)可使用后入路,也可使用后外侧经椎旁肌间入路。

(2)将横突去皮质,然后横突间植入自体骨。

(3)不辅以内固定的情况下假关节发生率估计为 5%～25%。

(4)使用内固定可将假关节发生率降低至 5%～10%,但临床效果并不因此相应提高。

(5)因为前方椎间盘完整,因此融合后前方仍可能残留一些活动,如果患者术前疼痛是因椎间隙异常活动引起,使用该术式术后疼痛可能仍将存在。

3. 后路腰椎椎体间融合(posterior lumbar interbody fusion,PLIF)(图 15-1,图 15-2)

(1)通过后方入路,椎板广泛切除后可以摘除大部分椎间盘。

(2)在椎间隙内植骨融合前柱。

(3)咬除下关节突下 1/3 以及上关节突内 2/3 可以扩大手术野,但增加了医源性不稳的可能,此时可辅以后路内固定以增加稳定性。

4. 经椎间孔椎体间融合(transforaminal lumbar interbody fusion,TLIF)(图 15-3)

(1)与 PLIF 相比,降低了对神经结构的牵拉操作风险。

(2)PLIF 需广泛切除椎板,而 TLIF 只需移除单侧峡部及半侧关节突。

(3)双侧 TLIF 去除的椎间盘组织更多,并能进行双侧穿出(exiting)、穿行(traversing)神经根的充分减压。

5. 前路腰椎椎体间融合(anterior lumbar interbody fusion,ALIF)(图 15-4)

(1)用于因椎间盘退变引起的疼痛,不适用于后方神经结构受压引起神经根性疼痛。

表 15-2　治疗椎间盘源性疼痛的各种脊柱融合术式

手术	优点	缺点	注意点
后外侧横突间融合±椎弓根螺钉内固定	手术技术相对简单、融合率比较满意,辅以内固定的情况下融合率轻度增高	椎间盘完整保留,可能仍会是一种疼痛来源,后路手术会破坏椎旁软组织	很常用的腰椎融合术式
PLIF±器械固定	切除大部分椎间盘可对植骨块进行加压增加椎间隙高度	需要对神经根进行一定的牵拉才能显露椎间盘,术后神经根周围纤维瘢痕形成可能会引起根性痛,需要后方广泛显露技术要求较高椎间盘不能完全切除	通常需要使用椎弓根螺钉内固定以增强节段稳定性
TLIF±器械固定	与 PLIF 类似,但显露更偏外,对神经牵拉较小基本上能完全切除椎间盘	对技术要求较高可能出现下肢感觉异常	
ALIF	比后路手术创伤小能使用微创技术进行手术融合面较大,融合率较高	有大血管或腹腔内脏器损伤的风险有损伤骶前自主神经丛可能,引起逆行射精因为其稳定性主要依靠椎间融合器或植骨块的"压配",因此稳定程度有时不高不能直接对后方神经结构进行减压	
环周 360°(前路和后路联合)	综合了前路手术椎间融合接触面较大、后路手术能直接对神经结构进行减压及对椎间融合进行加压内固定的优点	手术较大,理论上会增加手术并发症发生率	

ALIF:腰椎前路椎体间融合;PLIF:腰椎后路椎体间融合;TLIF:腰椎经椎间孔椎体间融合术

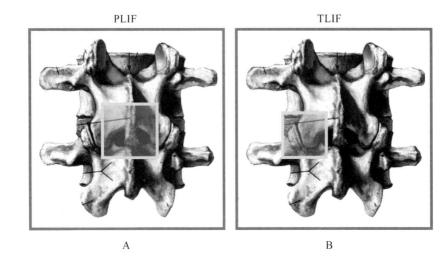

图 15-1　PLIF 和 TLIF 手术需要去除的骨质范围

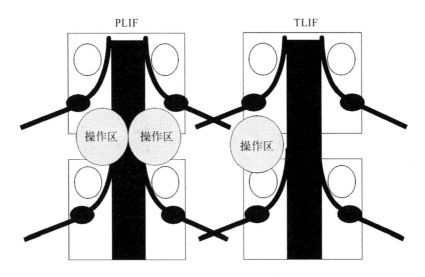

图 15-2　PLIF 和 TLIF 操作区与神经血管结构的位置关系

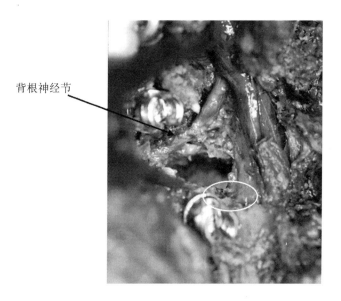

背根神经节

图 15-3　术中照片显示 $L_4 \sim L_5$ 椎间隙,可看到 L_4 神经根(穿出神经根)的背侧神经节

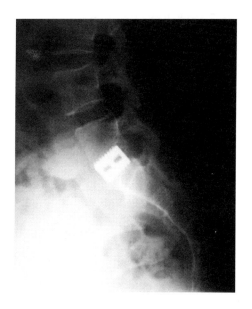

图 15-4　$L_5 \sim S_1$ 前路椎间融合器置入后的侧位片

（2）由于能恢复椎间隙及椎间孔的高度，对穿出神经根可能有间接减压作用，但对后方神经结构的减压效果不及 PLIF 及 TLIF。

（3）前路手术入路。

①左侧腹膜后路。

②经腹腔入路。

③腹腔镜入路。

（4）该入路对椎间植骨块能很好加压，因此融合较迅速。

（5）对既往有腰椎后路手术史的患者，为避开手术瘢痕可以使用该术式。

6. 环周（前路加后路）融合术

（1）ALIF 联合后路椎弓根钉内固定及后外侧植骨融合，即为 360°融合。

（2）ALIF 联合后路椎弓根螺钉内固定，不行后外侧植骨融合，即为 270°融合。

（3）通常作为既往腰椎手术失败后的最终术式。

7. 脊柱运动功能保留手术（全椎间盘置换术）

（1）与 ALIF 适应证相同。

（2）允许运动功能保留，可能会降低邻近节段退化的发生率。

（3）目前只有一种器械通过 FDA 审核，为 Charite 人工腰椎间盘（Charite，Depuy Spine，Raynhzm，MA）。

①用于 $L_4 \sim L_5$ 或 $L_5 \sim S_1$ 单节段病变。

②无明显小关节突退变骨关节炎。

③后方神经结构受压很轻。

六、小结

1. 腰痛是多因素问题。

2. 因为对腰痛发生的病理生理学机制尚缺乏深刻理解，因此手术治疗仍有争议。

3. 目前大多数手术方式其手术目标是获得腰椎的融合。

4. 合适的病人选择是治疗成功的关键。

第四部分

脊柱畸形

第 16 章　腰椎滑脱症

一、定义

1. 腰椎滑脱症(spondylolisthesis)——是一个椎体在另一椎体上的移位。

2. 腰椎峡部裂(spondylolysis)——峡部的断裂,峡部是指上、下关节突之间的区域。

二、概述

1. 遗传因素

(1)与峡部裂型脊柱滑脱相比(32%),发育不良型脊柱滑脱(94%)发病的家族因素更强。

(2)白种男性(6.4%)比黑人女性(1.1%)更多见,爱斯基摩人群中发生率较高(高达45%)。

(3)严重发育不良型脊柱滑脱中,往往会合并有骶骨脊柱裂及骨性结构的发育异常。

2. 流行病学

(1)男性较女性更多见。

(2)足球运动员、女子体操运动员及常需背负重物训练的士兵发生率很高。

(3)卧床、不能行走的病人中发生率低。

三、生物力学机制

(一)腰骶交界区脊柱的力学强度突然改变

1. 峡部骨质较硬,但对疲劳骨折敏感,特别是反复后伸应力。

2. 髋部屈曲挛缩,进而引起腰椎前凸加大时,峡部所受剪切应力增加。S_1 上关节突和 L_4 下关节突会对 L_5 峡部产生钳夹效应。

四、分型

(一)改良 Wiltse 分型见表 16-1

表 16-1 Wiltse 腰椎滑脱分型

分型	名称	简述	常累及节段
I	先天性/发育不良	骶骨、第五腰椎椎弓、关节突关节发育不良	$L_5 \sim S_1$
II	峡部裂性	椎弓根峡部缺损	$L_5 \sim S_1$
III	退行性	关节突关节和椎间盘退行性改变	$L_4 \sim L_5$(90%) $L_3 \sim L_4$ 或 $L_5 \sim S_1$ (10%)
IV	创伤性	除峡部骨折外的神经弓骨折	$L_5 \sim S_1$
V	病理性	病变或全身代谢疾患改变	任何节段
VI	医源性	关节突关节、韧带、椎间盘或脊柱骨医源性损伤	任何节段

(二)Marchetti-Bartolozzi 腰椎滑脱分型

1. 发育性 "骨钩"缺失，L_5 椎弓根、峡部、下关节突解剖形态异常。

(1)高度发育不良:骨结构严重异常、伴有明显局部后凸畸形;常见于 7—20 岁;腰椎代偿性前凸加大。

(2)低度发育不良:进展缓慢;通常无明显症状;椎间盘退变会加重运动节段不稳定。

2. 获得性

(1)创伤性(急性创伤或慢性应力性骨折)。

(2)手术后。

(3)病理性。

(4)退变性。

五、各类脊柱滑脱的诊治(按改良 Wiltse 分型)

(一)先天性或发育不良型(14%)

1. 流行病学

(1)通常早期就会发生脊柱滑移。

①最常见于青春发育高峰期。

②发生率性别比例,女:男比为 2:1。

③具有遗传因素,第一代直系亲属患病风险增加。

2. 病因

(1)$L_5 \sim S_1$ 关节突关节先天性异常或发育不良。

①关节突关节结构异常。

②很早即出现脊柱滑移,但由于后方完整神经弓的限制,其滑移亦有限,但出现神经症状的概率较高(25%～35%)。

(2)峡部完整,但是发育不良或被拉长。

3. 临床症状(图 16-1)

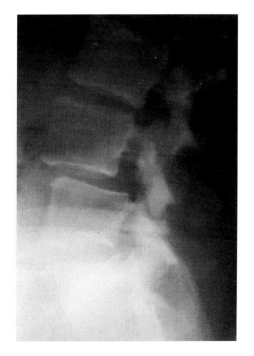

图 16-1　L₄~L₅ 腰椎滑脱引起 L₅ 神经根椎管内受压

(1)下肢放射痛,很少或完全无腰痛。

(2)马尾功能受损。

4. 治疗　对先天性脊柱滑脱患者,如果滑脱不断进展,需要行减压及融合术。

(二)峡部裂型腰椎滑脱

1. 流行病学　大多数发生在儿童和青年。

(1)7—20 岁常见。

(2)起病常与青少年发育高峰一致,10—15 岁疾病进展。

(3)最常见发生于 L₅~S₁ 节段(95%)。

(4)通常无症状,也可能会出现腰痛和神经根性症状(L₅ 神经根)。

2. 临床表现

(1)髋及腰背前屈受限。

(2)腘绳肌紧张。

(3)臀部外形扁平(因骶骨变得垂直引起)。

(4)腰骶部后凸。

（5）腰椎代偿性前凸加大。

（6）骨盆前突。

（7）骨盆摇摆步态（pelvic waddle gait）。

3. 影像学检查

（1）峡部缺损：斜位片检查，注意观察"斯科特狗征"颈部有无断裂。

（2）按 Meyerding 标准进行滑脱分级，测量滑脱角度。

（3）注意 L$_5$ 椎体楔形变，骶骨穹窿亦会变圆，在正位片上，表现为反"拿破仑帽"征。

（4）CT 扫描能够清楚发现峡部缺损和椎管狭窄情况。

（5）单光子发射断层扫描（SPECT）能够检测峡部缺损的代谢活性。

（6）使用 MRI 检查评估椎管狭窄情况：可能会出现"椎管变宽征"，提示双侧峡部断裂。

（7）影像学测量。

①Meyerding 滑脱分级。

Ⅰ级：滑移 0%～25%。

Ⅱ级：滑移 26%～50%。

Ⅲ级：滑移 51%～75%。

Ⅳ级：滑移 76%～100%。

Ⅴ级：滑脱≥100%。

②滑脱角度（slip angle）的测量（图 16-2）。

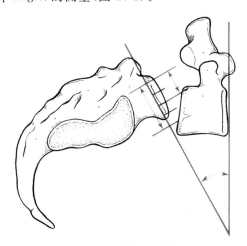

图 16-2　滑脱角测量

（引自：自 An HS. Principles and Techniques of Spine Surgery. Baltimore：Williams and Wilkins，1998）

L_5 上终板与骶骨后缘垂线之间的后凸角度,即为滑脱角。它是反应脊柱稳定性较为敏感的指标。滑脱角的纠正是脊柱滑脱手术复位非常重要的目标,相比之下,滑脱的纠正对获得满意的临床疗效并不重要。高度腰椎滑脱中,椎体间植骨融合有助于滑脱复位。

③腰椎指数(lumbar index):测量 L_5 椎体前后方向的楔形变,滑脱椎体前、后椎高的比值即为腰椎指数。

4. 治疗

(1)锻炼(非手术治疗)

①背部和腹肌功能锻炼。

②腘绳肌牵伸锻炼。

③如果加强锻炼后疼痛仍持续,可佩戴支具。

如果骨扫描或 SPECT 扫描阳性,提示通过制动、峡部断裂有骨愈合的可能。

(2)手术治疗

①手术目的:消除疼痛;防止进一步滑脱;恢复正常姿势;防止神经功能损伤。

②手术技术:峡部直接修复;伴或不伴减压的脊柱后外侧融合,根据情况进行滑脱复位、内固定,可以进行椎间融合。

(3)假关节形成

①与非吸烟者(95%)相比,吸烟者(57%)融合率降低。

②常见于仅行原位融合而未行内固定者,此时植骨块所受应力较大影响融合。另外 L_5 横突显露较为困难,影响植骨融合。

(4)滑脱进展:无内固定情况下,即使最终获得牢固融合,但其间 33% 的病例会出现滑脱进展。其影响因素有:

①滑脱程度高。

②进行了 Gill 椎板切除减压术。

③术后未行辅助外固定。

(5)高度滑脱复位后可能造成 L_5 神经根麻痹,因此严重的滑脱并不需要完全复位,最重要的是纠正后凸畸形。但滑脱复位能提高增加融合率。

(三)退行性腰椎滑脱症

1. 流行病学

(1)通常发生在 $L_4 \sim L_5$ 水平。

(2)妇女比一般人群发病率高约 5 倍。

(3)症状通常 40 岁以后出现。

2. 临床表现

(1)腰痛伴双下肢放射痛,50% 患者有神经根性症状,通常出现在 L_5 神经根支配区。

(2)腰背部僵硬感少见,大多数病人腰部活动度反而加大。

(3)通常伴有椎管狭窄症状。

①下肢近端肌肉无力。

②神经源性跛行:购物车征(shopping cart sign),向前弯腰症状缓解。

3.影像学检查

(1)X线片

①站立位行侧位片检查,比卧位不负重的检查对发现滑脱更敏感。

②屈曲-过伸动力片:如果腰椎滑移超过4mm就可认为动态不稳定;成角变化超过10°,也认为不稳定。

(2)CT脊髓造影

①可判断椎管狭窄程度。

②可评估骨质疏松程度。

③能清楚观察关节突关节肥大情况。

④有助于发现穿行神经根被下位脊椎上关节突致压情况。

(3)MRI检查

①是检查椎间盘、韧带和神经结构的金标准。

②提供神经结构受压的详细信息。

③显示关节突关节滑液囊肿形成及黄韧带肥大情况。

4.治疗

(1)非手术治疗

①短期卧床休息(1~2d)。

②非甾体类抗炎药。

③口服激素,但仅在腿痛急性恶化加重的情况下使用。

④理疗:腰部活动度锻炼,有氧锻炼。

(2)手术治疗(图16-3)

①适应证:腿痛较重、持续存在或反复发作;进行性的神经功能障碍。

②治疗方案的选择见表16-2。

(四)创伤性腰椎滑脱

1.极为少见。

2.因脊椎后部结构骨折引起,可能是严重多发创伤的一部分,要注意有无脊柱骨折或脱位。

(五)病理性腰椎滑脱

1.一些全身骨病引起:骨质疏松和软骨病,因应力骨折不断发生、愈合,引起峡部拉长,出现脊柱滑脱不稳。

2.Paget病和成骨不全症引起。

3. 原发或转移肿瘤引起。

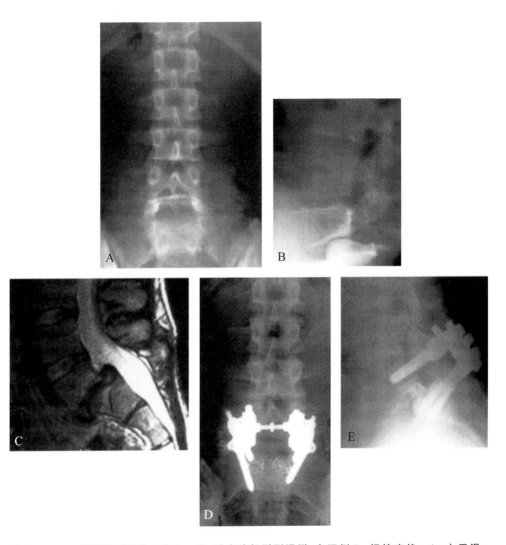

图 16-3　18 岁男性腰椎片显示 $L_5 \sim S_1$ 重度峡部裂型滑脱,有双侧 L_5 根性症状。A. 由于滑移严重,前后位片显示 L_5 双侧横突与 S_1 重叠;B. 侧位片提示Ⅲ度滑脱;C. MRI 显示典型的骶骨穹窿变圆;D,E. 术后片,显示椎弓根螺钉内固定、椎间放置钛网植骨以增加融合率

表 16-2   成人腰椎滑脱的各种术式

手术	优点	缺点	并发症
椎板切除术	疼痛缓解迅速 避免腰椎融合带来的副作用	对脊柱不稳定未进行处理	滑脱加重（25%～50%）
椎板切除、后外侧融合术	如果获得了融合，脊柱滑脱将会停止进展	有脊柱融合失败的可能	与辅以内固定相比，不进行内固定其假关节形成率较高
椎板切除、融合及内固定	能增加融合率 能部分进行滑脱复位 允许广泛的减压 对高度腰椎滑脱可联合使用椎体间融合装置	手术时间较长 增加了医疗费用	需要进行内固定器置入操作 增加了感染风险 有内植物松动移位或断裂的风险

第 17 章 脊柱侧凸

一、分类

(一)非结构性:姿势性、坐骨神经痛性、炎症性以及代偿性

(二)结构性(脊柱侧凸研究学会分类)

1. 特发性(85%)。

(1)婴幼儿(<3 岁)。

(2)儿童(3—10 岁)。

(3)青少年(10 岁至发育成熟)。

2. 神经肌肉型。

(1)神经病变:脑瘫、脊髓空洞症、脊髓灰质炎、脊髓性肌萎缩、Freidrich 共济失调。

(2)肌病:关节挛缩、肌肉萎缩、营养不良性强肌直。

3. 先天性:脊髓纵裂、脊柱裂、半椎体、楔形椎、一侧分节不全伴对侧半椎体、阻滞椎(block vertebra)。

4. 神经纤维瘤病。

5. 结缔组织疾病:Marfan 综合征、Ehlers-Danlos 病。

6. 风湿疾病性。

7. 创伤后(骨折、手术后、放疗后)。

8. 脊柱之外其他组织的挛缩(烧伤、胸部手术引起)。

9. 骨软骨发育不良。

10. 感染。

11. 代谢性疾病。

12. 腰骶交界区畸形引起的脊柱侧凸。

13. 肿瘤。

二、青少年特发性脊柱侧凸

(一)病因

1. 神经肌肉方面的原因。

(1)已发现患儿存在肌纤维种类及肌梭的改变。

(2)青少年特发性脊柱侧凸患儿发现有钙调蛋白(该蛋白调控肌肉收缩)水平上升、褪黑素(钙调蛋白拮抗药)水平降低。

2. 激素原因。

3. 结缔组织原因。

(1)弹力纤维及胶原纤维是支持脊柱的基本成分。

(2)已发现患儿椎间盘胶原纤维/蛋白多糖存在异常。

4. 遗传因素:角度>10°的脊柱侧凸中,女孩多见,发病率女∶男为5∶1。存在家族发病倾向(有家族史者,发病率增高20倍),同卵双生一方患病、另一方患病概率为73%。有基因遗传因素(性染色体连锁遗传,不完全外显,表型多样)。

5. 褪黑素或羟色胺异常。

(二)解剖学特点

1. 冠状面畸形——侧凸。

2. 矢状面畸形——胸椎后凸角度减少。

上述畸形的出现可能与患儿较正常小儿脊柱提早、过快的发育有关。

3. 横断面畸形——椎体旋转:棘突旋转指向凹侧,肋骨突出。

4. 胸弯分型(通常使用 King 分型,但该分型没有涵盖所有的胸弯类型)。

(1)双主弯、右胸弯左腰弯(King Ⅰ):腰弯大于胸弯。

(2)右胸弯、代偿性左腰弯(King Ⅱ):胸弯大于腰弯。

(3)右胸弯(King Ⅲ):代偿性左腰弯没有越过中线。

(4)胸腰椎右弯(King Ⅳ)。

(5)双胸弯(King Ⅴ)。

5. 新出现的 Lenke 分型基于侧凸种类、腰弯修正型、胸椎矢状面角度三方面进行分型(图 17-1),更为全面。

(三)自然史和预后

1. 流行病学　侧凸角度>10°的脊柱侧凸发病率为25/1000(2.5%),超过20°发病率为4/1000(0.4%)。

2. 侧凸进展的有关因素

(1)角度大小:侧凸角度及旋转度数越大,进展的风险越高,如20°侧凸进展的可能性为20%,但40°进展可能性为60%。

(2)年龄:低龄发病是比性别或家族史更为重要的进展因素,脊柱90%的生长发育发生在青春期,该年龄段进展风险最高。

(3)反应骨骼发育成熟程度的 Risser 评分:1分或更低者进展的风险很高。

(4)侧凸包含的脊柱节段范围越短、越容易进展。

(5)部位:侧凸的部位越靠下,越容易进展(胸椎<腰椎)。

(6)柔韧度:未成年人侧凸越僵硬、成年人脊柱侧凸越柔软,进展的风险越大。

侧弯类型

类型	上胸弯	主胸弯	胸腰弯/腰弯	侧弯类型
1	非结构性	结构性（主弯）	非结构性	主胸弯（MT）
2	结构性	结构性（主弯）	非结构性	双胸弯（DT）
3	非结构性	结构性（主弯）	结构性	双主弯（DM）
4	结构性	结构性（主弯）	结构性	三主弯（TM）
5	非结构性	非结构性	结构性（主弯）	胸腰弯/腰弯(TL/L)
6	非结构性	结构性	结构性（主弯）	胸腰弯/腰弯－结构性主胸弯

结构弯标准		顶椎位置（SRS标准）	
上胸弯：	侧方弯曲像Cobb≥25°	弯曲部位	顶椎
	$T_2 \sim T_5$后凸角≥+20°	胸椎	T_2至$T_{11\sim12}$椎间盘
主胸弯：	侧方弯曲像Cobb≥25°	胸腰段	T_{12}至L_1
胸腰弯/腰弯：	侧方弯曲像Cobb≥25°	腰椎	$L_{1\sim2}$椎间盘至L_4
	$T_{10\sim12}$后凸角≥+20°		

修　订

腰椎修订	CSVL与顶椎的关系
A	CSVL在椎弓根之间
B	CSVL刚触及顶椎
C	CSVL完全位于顶椎凹侧的内侧

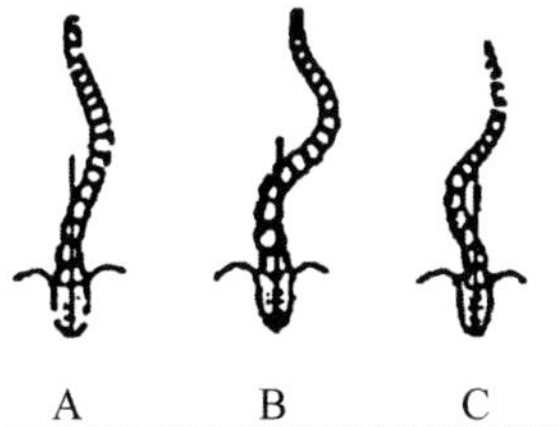

胸椎矢状位轮廓 $T_5 \sim T_{12}$	
－（后凸减小）	<10°
N（正常）	10°~40°
＋（后凸增大）	>40°

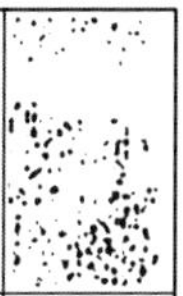

弯曲类型（1-6）+腰椎修订（A,B,或C）+胸椎矢状位修订（－,N,或+）

分型（例如1 B +）：＿＿＿＿＿＿＿

图 17-1　青少年特发性脊柱侧凸 Lenke 分型示意图(引自:Lenke LG,Betz RR,Harms J,Bridwell KH,Clements DH,Lowe TG,Blanke K. Adolescent idiopathic scoliosis: a new classification to determine extent of spinal arthrodesis. J Bone Joint Surg Am,2001,83-A: 1169-1181.)

（7）性别:女孩更容易患脊柱侧凸,特别是度数较大的侧凸。

（8）家族史阳性者。

（9）脊柱较为细长(slender)者。

(四)诊断

1. **筛查**　主要对象为 10—14 岁的在校学生。

（1）需要进一步检诊的患儿数量较多。

（2）其中约有 1/3 小儿具有不同程度的侧弯。

2. **询问病史**　年龄、性别、初潮时间、有无疼痛、家族史。

（1）30％的青少年特发性脊柱侧凸患儿存在疼痛。

(2)女孩生长高峰期为11—12岁,男孩为13—14岁。

3. 体格检查

(1)视诊

①双肩高度、乳房、腰或骨盆不对称。

②肩胛骨或肋骨突出。

③胸椎后凸消失。

④Adams前屈试验:患者弯腰至90°,在弯腰过程中,注意脊柱两侧不对称及胸弯、腰弯的旋转畸形(剃刀背畸形)。

(2)测量

①使用脊柱侧凸计(Scoliometer)测量肋骨突出程度(脊柱前屈时旋转畸形的大小)。

②经 C_7 放一铅垂线,观察是否通过臀沟,以此判断冠状面平衡情况。

③有无双下肢不等长。

(3)神经功能检查

①腱反射(深反射)。

②腹壁反射(浅反射):从外向内轻划两侧腹壁,检查肚脐的移动是否对称。肚脐向两侧移动不对称提示可能存在神经中枢病变。

4. X线检查

(1)Cobb角:测量侧凸大小。确定侧凸的上、下端椎,沿上端椎的上终板或两侧椎弓根的上(下)界画一条线,再沿下端椎的下终板或椎弓根画另一条线,做两条线的垂线,其交角即为 Cobb 角。

(2)Risser征:提示髂骨骨骺的骨化程度,该处骨骺从髂前上棘向后逐渐骨化,骨骺与髂嵴完全融合 Risser 征为5,Risser 征为4表明脊柱生长已结束。

(3)标记骶中线、判定稳定椎。

(4)观察脊椎环形骨骺影,如已经融合提示脊椎生长完全停止。

(5)测量骨龄:摄左腕和左手 X 线片,使用 Greulich-Pyle 图谱评定骨龄。

5. 肺功能测试　侧凸>70°会引起肺活量降低,特别是合并有胸椎后凸减小的侧凸。

6. 进行 MRI 检查的指征

(1)神经功能受损。

(2)脊柱先天性畸形。

(3)儿童、婴幼儿脊柱侧凸。

(4)脊柱侧凸快速进展。

(5)存在脊柱裂的皮肤表现。

(五)治疗

1. 治疗目标

(1)阻止侧凸进一步发展和维持脊柱平衡。

（2）维持呼吸功能。

（3）减少疼痛和防止神经功能损伤。

（4）畸形矫正。

2. 非手术治疗

（1）大多数脊柱侧凸病人没有严重到需要治疗的程度。

（2）非手术治疗适用于未成年人侧弯＜25°以及成年人侧凸＜50°的患者。

①第一次就诊 3 个月后复查 X 线片，侧弯＜20°病人此后每 6～9 个月复查一次，侧弯＞20°病人复查间期为每 4～6 个月。

②侧凸进展的标准：侧凸＜20°者度数增大超过 10°、＞20°者度数增大超过 5°。

（3）锻炼：只能作为其他治疗方法的一种辅助措施，主要适用人群是肥胖、腰背痛、腰椎前凸加大、患儿后凸柔韧度较好、躯干和肢体肌肉紧张的患者。

（4）佩戴矫形器：主要用于 Risser 征为 3 或更低的发育未成熟患儿，初诊时侧弯＞30°～45°或侧凸＞25°且有明显进展者。

①不能用于颈胸段侧弯和胸椎后凸减小者。

②目的是防止进一步进展：依从性好的患儿中 85％治疗后侧凸会停止发展并有纠正（矫正率约为 50％），但是支具治疗停止后大多数患儿侧凸角度会反弹回原有度数±5°左右。

③支具佩戴方法：必须每天佩戴 23h 直到初潮后两年或 Risser 征达到 4 级，此后 1 年逐步去除（也有间断佩戴的报道）。

④支具类型

胸腰骶支具（Boston 支具）：适用顶椎最高为 T$_8$ 的侧凸、适用于所有侧弯类型，依从性中等。

Charleston 支具：适用于胸腰弯和腰弯（25°～35°），依从性较高。

颈胸腰骶支具（CTLSo）（Milwaukee 支具）：适用于顶椎在 T$_7$ 以上的胸弯，依从性很差。

（5）电刺激疗法已被摒弃。

（六）特发性脊柱侧弯的手术治疗（图 17-2）

1. 手术适应证

（1）生长期儿童，侧凸进展＞40°～45°。

（2）支具治疗失败。

（3）成年人侧凸进展＞50°。

2. 治疗目标

（1）维持脊柱和骨盆的平衡比侧弯矫正更重要。

（2）防止呼吸功能减退。

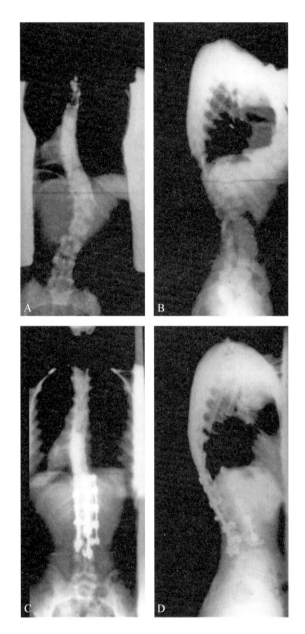

图 17-2 青少年特发性脊柱侧凸,为 17 岁女孩。A. 前后位片显示
右胸腰弯 49°,整体冠状面平衡良好;B. 侧位片显示矢状
面曲度相对正常,进行前后联合松解、矫形融合术;C. 术
后正位片;D. 术后侧位片

（3）防治腰背痛。

（4）美容考虑。

3. **后路手术融合节段的选择**

（1）各种侧弯类型（按 King 分型）融合节段选择

①Ⅰ型（S 形弯曲，腰弯较大且柔韧性较差）：胸、腰弯均融合，但是不能低于 L_4。

②Ⅱ型（S 形弯曲，胸弯较大且柔韧性较差）：只融合胸弯，向下至稳定椎。

③Ⅲ型（胸主弯，腰弯没有超过中线）：只融合胸弯，向下至稳定椎。

④Ⅳ型（长胸弯且 L_4 倾斜亦在侧凸内）：融合整个侧凸，向下至稳定椎，为 L_4 或 L_3。

⑤Ⅴ型（双胸弯）：融合双弯，从 $T_1 \sim T_2$ 至稳定椎，特别是左肩高于右肩时。

（2）远端融合节段的选择

①应到达 Harrington 稳定区，该区域是经由骶骨椎弓根两条垂线内的范围。

②应到达中立椎，即没有旋转的椎体。

③一般来讲，远端融合节段选择稳定椎，骶中线平分的椎体即为稳定椎。

④如果可能，向下融合不要超过 L_4 以保留远端运动节段。

⑤对Ⅰ型和Ⅳ型侧凸来说，如果 Bending 像上显示下端椎无旋转并进入 Harringtong 稳定区之内，远端融合节段可终止于稳定椎的上一节段。

⑥如果术前 $T_{12} \sim L_1$ 交界区有后凸存在而融合向下止于 T_{12} 的话，那么术后很容易出现交界区后凸畸形。

⑦为防止术后出现冠状面失代偿，特别是在Ⅱ型侧弯，应避免对胸弯进行过度矫正。

⑧对Ⅳ型侧凸，下方融合节段可选择稳定椎的上一节段。

（3）上方融合节段的选择

①如果术前存在胸椎后凸角度减小，上钩放置的节段要高一些以纠正矢状面畸形。

②如果上胸弯是结构性的、T_1 不平且左肩较高，那么上胸弯要进行融合。

4. **前路矫形融合手术适应证**

（1）孤立的、柔韧性较好、无后凸畸形、短的胸腰弯或腰弯可以进行前路矫形融合内固定术，前路器械有 Zielke 棒、TSRH、Isola 和 Moss-Miami 矫形系统。融合节段只包括结构性侧弯范围内的椎体。进行腰椎前路融合时，保留腰椎前凸很重要。

（2）下述情况的胸弯可以应用前、后路联合手术。

①超过 90° 的严重侧弯、僵硬且失平衡。

②存在发生曲轴现象的高危因素：Risser 征为 0、Cobb 角＞60° 和顶椎旋转

>20°。

③术式一般为前路椎间盘切除融合、后路融合内固定术。

5. 各种矫形内固定系统

(1)Harrington 棒矫形原理是撑开凹侧、压缩凸侧,但对矢状面矫形效果不好。

(2)Drummond 技术是 Harrington 和 Luque 技术的结合,将 Harrington 棒放在凹侧,而 Luque 棒放在凸侧,两棒均使用棘突钢丝进行节段固定。

(3)Luque 技术是使用椎板下钢丝进行节段性固定,对麻痹性脊柱侧凸或胸椎前凸畸形明显的病人仍有用(Luque-Galveston 技术可用来矫正骨盆倾斜)。

(4)多钩矫形技术,如 Cotrel-Dubousset、TSRH、Isola、Moss-Miami 系统等。

①畸形矫正能力更强,纠正冠状面、矢状面失平衡的效果更好。

②可使用旋棒技术,也可使用悬臂梁平移技术进行矫形,再使用多钩或螺钉进行节段性内固定。

③无论使用何种脊柱内固定矫形技术,手术本身的目标必须牢记,那就是要获得坚固的融合及脊柱平衡。

④进行坚强的内固定具有很多优点,比如能多保留脊柱远端运动节段、术后不需佩戴支具,也有利于促进术后康复。

(5)胸/腰椎椎弓根螺钉系统:脊椎的三柱都能够控制,能纠正脊椎的旋转畸形。

(6)前路内固定矫形系统有 Zielke、TSRH、Moss-Miami、前路 ISOLA 及 Kaneda 系统。

①大多数用于胸腰弯或腰弯的矫形。

②与后路手术相比,前路矫形内固定能多保留一到两个活动节段。

③可以进行内镜下前路手术。

④降低了手术并发症率。

6. 手术技术

(1)使用术中自体血回输系统。

(2)进行脊髓功能检测并进行唤醒试验或运动诱发电位监测。

(3)融合技术。

①骨膜下剥离直到横突尖。

②去皮质、清除关节突关节软骨。

③取髂骨进行自体骨移植,或使用胸廓成形术所切除的肋骨。

(4)内固定技术:目前大多数矫形内固定系统使用椎弓根螺钉,因此要掌握椎弓根螺钉技术。

7. 术后处理、疗效及并发症

(1)术后不需要佩戴支具。

(2)患者循序渐进进行功能锻炼,直到6～12个月完全康复。

(3)根据使用的矫形内固定系统不同,畸形的矫正率从 50%~75% 不等。

(4)融合节段低于 L_3 增加术后腰背痛的风险。

(5)后路手术有 5%~19% 的翻修率。

(6)其他并发症。

①迟发性感染:感染率为 1%~7%,要取出固定物并抗感染治疗。

②迟发手术部位疼痛:发生率 5%,要取出内固定。

③假关节形成:发生率 3%,需进行假关节形成部位加压并植骨。

三、特发性婴幼儿脊柱侧凸

(一)通常在 2~3 个月时发现,男孩比女孩发生率更高,英国比美国更常见,90% 为左胸弯

(二)预后

1. 60%~70% 会自行消失。

2. 根据侧凸发展情况可分为两种。

(1)良性侧凸:起病时一般>1 岁、双弯、柔韧性好。

(2)恶性侧凸:1 岁后发病、为胸弯、侧凸僵硬。

3. 如果 Mehta 角(肋-椎角)<20°,且后前位片上顶椎凸侧的肋骨头与椎体无遮叠(Ⅰ期),那么预后较好;如果顶椎凸侧肋骨头遮叠椎体(Ⅱ期),那么预后较差。

(三)治疗

超过 30° 的侧凸需要佩戴支具治疗。如果侧弯进行性发展,建议手术治疗,术式包括皮下延长棒或可抽出棒(telescoping rod)非融合手术治疗,或进行前后路联合融合术。

四、特发性儿童脊柱侧凸

1. 最常见为右胸弯。

2. 根据侧凸是否进展选择治疗方法:1/3 观察、1/3 佩戴支具治疗、1/3 需要手术。

3. 如果超过 30° 需要佩戴支具,支具治疗无效侧弯进展>45° 需要手术治疗,特别是进入青春期。

五、先天性脊柱侧凸(图 17-3)

病因为脊柱分节障碍、形成障碍,或两者均有。可能并发其他畸形,如泌尿生殖系统矫形。

六、成人脊柱侧凸

(一)概述

1. 成人脊柱畸形僵硬度高。但即使侧凸角度已超过 50°,侧凸仍可能会进展,

每年可能加重 $1°\sim2°$。腰椎侧凸进展的危险因素包括：

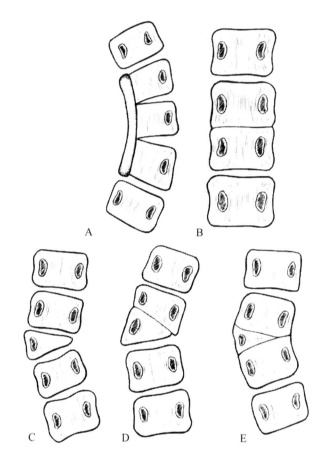

图 17-3　先天性脊柱侧凸分型 A. 单侧分节不全,存在骨桥(bar);
B. 阻滞椎(block vertebra);C. 完全分节的半椎体;D. 半
分节的半椎体;E. 未分节的半椎体

　　(1)腰椎向侧方滑移、或旋转滑移。

　　(2)顶椎旋转畸形重。

　　2. 可能合并有椎管狭窄、椎间盘疾病及骨质疏松症:椎间盘及椎体两侧高度
的不对称丢失会增大 Cobb 角。

　　3. 成人脊柱侧凸引起疼痛的原因可能是多因素的。

　　(1)因为肌肉疲劳的缘故,疼痛通常位于侧弯的凸侧,然后会因为凹侧关节突
关节退变引起凹侧疼痛。

（2）如果腰弯超过 45°,腰痛发生的可能性增加。

（3）需要排除其他引起疼痛的疾病,例如腹主动脉瘤、肾结石、肿瘤及椎间盘疾病和椎管狭窄。

（4）单纯疼痛而无侧凸进展,极少成为手术指征。

4. 凹侧可能因神经根受压引起坐骨神经痛。

5. 侧凸引起的呼吸功能受累可能会引起呼吸困难、肺性高血压、肺心病。

6. 成年人往往存在其他内科疾病,使得手术风险增大。

(二)评估

1. 仔细询问病史并查体,并与既往的检查结果对照。

2. X 线检查:站立位脊柱全长正位片和侧位片来测量侧凸角度,所拍摄的 X 线片应与以前的 X 线片结果进行对照以了解侧凸进展情况,Bending 片检查对术前判断脊柱的柔韧性很有帮助。如患者有神经受压临床症状,可进一步行 CT 脊髓造影检查或 MRI 检查。

3. 某些病例可进行椎间盘造影检查确定疼痛来源。

4. Ferguson 位 X 线检查:检查腰骶交界区特殊体位的 X 线检查,检查时射线头侧倾斜 30°并对准 $L_5 \sim S_1$ 交界区。

(三)治疗

1. 非进展性侧凸引起的局部腰背痛可使用非手术治疗,治疗方案与腰痛的常规治疗原则相同,包括短期休息、非甾体类抗炎药、肌肉拉伸运动、锻炼和神经阻滞治疗。

2. 佩戴支具有时对缓解腰痛有用,但不能用于坐骨神经痛、侧凸进展及患者存在呼吸功能受累的情况。

3. 手术适应证:进展性胸弯或胸腰弯超过 50°~60°侧凸伴持续腰背痛及坐骨神经痛、呼吸功能受损进行性加重。

4. 手术技术。

（1）柔韧性相对较好的胸弯或平衡的双主弯可行后路内固定矫形及融合术。

（2）僵硬及严重失平衡的胸弯(超过 80°)需要进行前路松解和融合,然后再行后路矫形融合内固定。

（3）柔韧性相对较好的胸腰弯或腰弯可行前路融合固定(无后凸畸形、侧凸范围限于 $T_{10} \sim L_4$)。

（4）超过 75°的严重、僵硬并存在后凸的胸腰弯或腰弯需行前路松解、融合,再联合行后路融合及内固定。

（5）合并有神经根性症状的退行性脊柱侧凸需行后路椎板切开探查减压,椎弓根螺钉内固定融合,伴或不伴前路融合。

5. 并发症

(1)发生率较青少年脊柱侧凸高,特别是肺部并发症。

(2)前后路联合手术假关节形成的发生率低于单纯后路手术。

(3)对腰椎来说,如果后路手术矫形使用牵张力量或者前路手术过度加压,有可能引起术后平背综合征(腰前凸丧失)。维持腰椎的前凸及脊柱矢状面平衡非常重要。

(4)感染:发生率 0.5%～8%,后路手术更常见。

(5)神经并发症:发生率 1%～5%,前后路联合手术更多见。

(6)肺栓塞:发病率 1%～20%。

七、神经肌肉型脊柱侧凸(图 17-4)

(一)概述

1. 支具治疗不能阻止此型脊柱侧凸的自然进程。

2. 比较小的该型侧凸往往需要很长节段的融合。

3. 往往需要多钩、多螺钉固定,也可行椎板下钢丝节段性 Luque 手术。

4. 并发症发生率较高。

(二)脑瘫

1. 由于两侧椎旁肌力量不平衡而引起脊柱侧凸。

2. 手术指征:侧弯超过 50°。

3. 手术融合节段。

(1)对可行走的患者,从近端稳定椎融合至远端稳定椎。

(2)对不能行走的患者,从 T_2 融合到骨盆。

4. 通常行后路手术,但侧弯超过 100°者可能还需行前路手术。

(三)脊髓脊膜膨出

1. 先天缺陷引起脊膜和脊髓暴露在外,可能存在大小便及肢体运动和感觉障碍。

2. 发病率 1/1000,与怀孕期缺乏叶酸有关。

3. 15%患者对乳胶过敏。

4. 由于患者往往存在神经功能受损,需行 MRI 检查。

5. 手术:坐姿维持困难或压疮进行性加重的患者需要手术治疗脊柱畸形,往往需要前后路联合手术。

6. 出现脊柱畸形原因:先天性、肌力不平衡、脊髓栓系、脑积水。

(四)脊髓性肌肉萎缩

1. 由于脊髓前角神经元功能病变引起进展性肌肉无力。

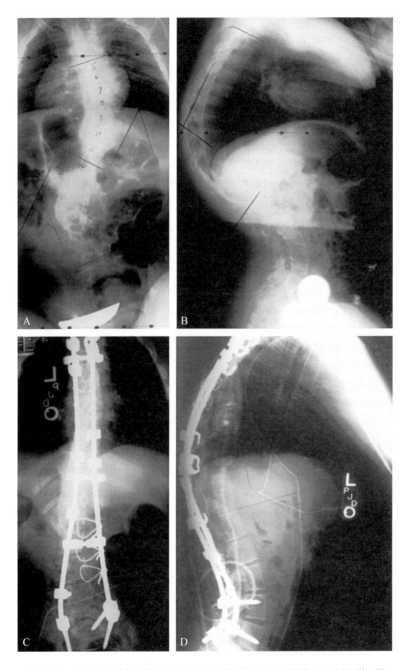

图 17-4　神经肌肉性脊柱侧凸，为 13 岁男孩。**A.** 正位片；**B.** 侧位片，腰椎前凸加大、胸椎代偿性后凸；**C、D.** 术后片，使用椎弓根螺钉、骨钩和椎板下钢丝多种固定方式

2. 分三型。

(1)Ⅰ型(Werdnig-Hoffman 病):新生儿期即发病,2 岁死亡。

(2)Ⅱ型:5~6 个月发病。

(3)Ⅲ型:3 岁前发病,15 岁时由于进行性肌肉萎缩无力患者丧失行走能力。

3. 手术:脊柱侧凸进行性发展可考虑手术,侧弯大的年轻病人应行前后路联合手术,侧弯小的老年病人仅行后路手术。

(五)Duchenne 肌营养不良

1. 为 X 连锁的隐性遗传疾病。

2. 一般在患者因疾病进展丧失行走功能,需要坐轮椅之后才由于肌肉力量失平衡出现脊柱畸形。

3. 手术进行全身麻醉时发生恶性高血压的可能性很高。

4. 术前需要仔细检查肺功能及心脏功能。

5. 手术:进展超过 25%~30%病人需要手术,使用后路 T_2 到骶骨融合术。

第 18 章　儿童及成人脊柱后凸畸形

一、概述

1. 大体解剖

(1)正常情况下颈椎存在生理前凸、胸椎存在生理后凸、腰椎存在生理前凸。

(2)正常情况下矢状面铅垂线(经齿状突)应经过 $C_7 \sim T_1$、$T_{12} \sim L_1$、以及骶骨(S_1)后部。

2. 正常的胸椎后凸　$20° \sim 45°$,平均为 $34°$。

3. 正常的腰椎前凸　$40° \sim 60°$,2/3 的前凸角度位于 $L_4 \sim L_5$ 和 $L_5 \sim S_1$ 节段。

二、生物力学

1. 压缩暴力引起前柱破坏,牵张力引起后柱破坏。

2. 后方结构对抗脊柱的牵张力,在对抗牵张力方面,椎板和黄韧带要强于关节突关节、关节囊和棘间韧带。

3. 脊柱后凸畸形一旦出现,会进一步使重力力臂增加,失代偿进一步加剧。

4. 畸形引起的偏心负荷会影响脊柱的软骨生长。

(1)压力会降低脊柱前方的生长。

(2)张力会增加脊柱后方的生长,两方面的因素综合作用将使后凸加大。

三、分型

1. 姿势性。

2. 先天性(图 18-1)

(1)脊椎形成缺陷。

(2)脊椎分节障碍。

(3)混合型,具有形成障碍、又有分节障碍。

3. Scheuermann 病(图 18-2)。

4. 神经肌肉型后凸。

5. 脊髓脊膜膨出。

(1)发育性(晚期出现瘫痪)。

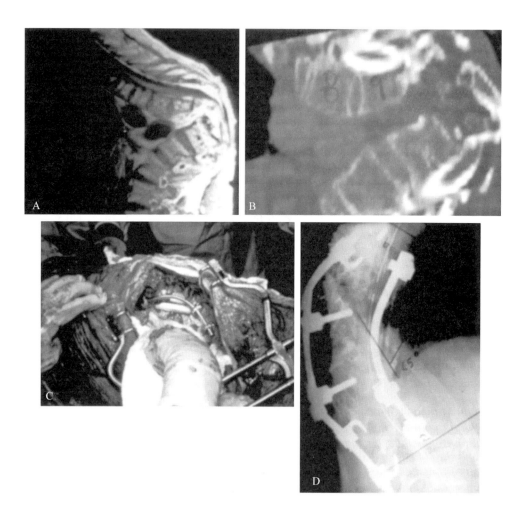

图 18-1　44 岁男性神经纤维瘤病患者,存在严重的侧后凸并瘫痪,行一期前后路联合手术,
　　　手术顺序为后路截骨、前路椎体切除和脊髓减压、前路支撑植骨融合、后路内固定并
　　　加压、前路内固定。A. 术前 MRI 显示 170°后凸伴脊髓受压;B. 脊髓造影 CT 检查
　　　提示严重的后凸,T_9 以下造影剂信号中断;C. 术中照片显示前路截骨、腓骨块支撑
　　　植骨和前路器械固定;D. 术后照片显示后凸减小至 65°

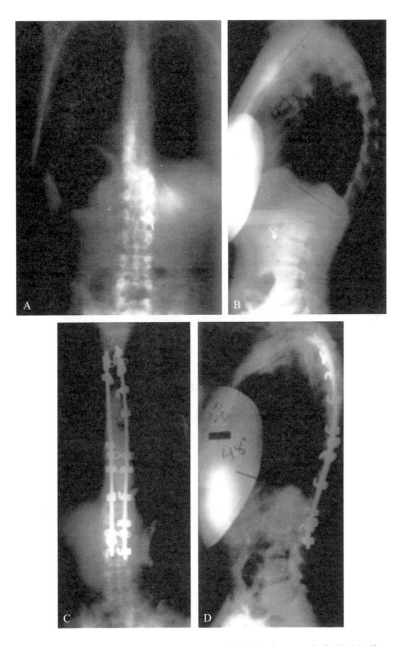

图 18-2　Scheuermann 后凸畸形，为 18 岁女性患者。A. 术前前后位片
显示无冠状面畸形；B. 侧位片测得 $T_1 \sim T_{12}$ 后凸角度为 $80°$。
因为后凸较为柔软，因此单行后路手术，术后恢复了矢状面平
衡（C，D）

(2)先天性(出生即有神经功能障碍)。

6. 创伤性后凸　因骨、韧带和(或)脊髓损伤引起。

7. 手术后继发　椎板切除术后、椎体切除术后。

8. 放射治疗后。

9. 代谢性。

(1)骨质疏松:分为老年型、青少年型。

(2)骨软骨病。

(3)成骨不全。

10. 骨骼发育不良。

(1)软骨发育不全。

(2)黏多糖疾病。

(3)神经纤维瘤病。

11. 风湿类疾病、强直性脊柱炎:Marie-Strumpell 病。

12. 肿瘤性:良性肿瘤、恶性肿瘤(原发、转移瘤)。

13. 炎症和感染。

四、各类脊柱后凸畸形的诊治

(一)姿势性后凸

在青少年和青年中多见,表现为圆背畸形,后凸畸形较轻(40°~60°),后凸平滑且柔韧度好,无显著影像学改变。

(二)先天性后凸

1. 可能是单节段也可能是多节段

(1)Ⅰ型

①脊椎形成障碍(半椎体畸形)。

②畸形进展并出现神经症状的风险高、预后较差;发生在较高脊柱节段的畸形比较低节段的预后更差。

(2)Ⅱ型:分节不全,椎体间有骨桥(bar)相连。

(3)Ⅲ型:Ⅰ型和Ⅱ型畸形均存在。

2. 治疗

(1)非手术治疗效果不佳。

(2)手术治疗。

①Ⅰ型后凸:发病年龄在 1—5 岁,后凸<50°,可行后路原位融合;如果年龄较大,后凸>50°,则行前、后路联合融合,其矫形和矫形的维持更好、假关节形成率较低。

前、后路联合松解矫形术:松解所有的前方栓固结构,包括前纵韧带、椎间盘和终板、后纵韧带,术中撑开、纠正畸形,取肋骨、腓骨或髂嵴支撑植骨,同期或二期后路融合手术,使用内固定器械行后方加压。术后建议佩戴支具。

②Ⅱ型畸形:如果后凸<55°,可只行后路融合术;对严重的畸形,在行后路融合术后,可再行前路截骨、矫形、融合术;不建议行骨牵引术,因为有可能引起截瘫。

(三)Scheuermann 病(少儿型后凸)

Scheuermann 于 1920 年首先报道该疾病的影像学表现,发病率为 0.4% ～8.3%,但是只有 1% 需要治疗。

1. 病理生理机制　尚不清楚,有以下可能的致病因素。

(1)有家族倾向但没有遗传相关性。

(2)椎体终板胶原萎缩和骨化迟缓是特征性改变。

(3)骨质疏松。

(4)营养缺乏。

(5)也有人认为是因为生物力学机制改变、肌肉无力引起,但尚无科学证据证明。

①脊柱的生长中心靠近椎体终板(不是周缘骨骺环),轴向负荷作用下,前部骨骺生长迟缓,后部骨骺因为牵张力作用而肥大、生长迅速。

②后凸畸形发生后,引起负重力臂异常改变,脊柱的屈曲力量强于后伸力量,使得后凸进一步加大。

2. 病理解剖

(1)前纵韧带变厚挛缩。

(2)椎体楔形变。

(3)髓核改变,向前方突出并可能进入椎体松质骨内(Schmorl 结节)。

3. 临床表现

(1)发病年龄常见于 12－14 岁,男女发病率相同。

(2)畸形是最常见的主诉。

(3)在前来就诊的患者中只有 50% 存在疼痛症状,如果畸形范围包含腰椎在内,则出现疼痛症状的可能性增高。

(4)一些患者会在后期发生腰椎退行性骨关节炎。

4. 体格检查　胸椎后凸增加(较为僵硬)、腰椎和颈椎代偿性前凸、圆肩、头向前倾、腘绳肌常可见肌肉紧张以及挛缩、30% 患者存在轻度脊柱侧凸。

5. 影像学表现

(1)早期。

①软骨内成骨异常。

②终板不规则。

③椎间隙狭窄。

④Schmorl 结节。

(2)中期。

①椎体楔形变。

②后凸增大超过 45°。

③在后凸顶椎区域有≥3 个椎体出现超过 5°的前方楔形变(Sorenson 标准)。

(3)晚期:出现脊柱退行性改变,骨赘形成、关节突关节肥大。

(4)站立侧位片、仰卧位脊柱过伸位片判断后凸的僵硬度。

6. 治疗

(1)畸形程度轻、症状不明显的患者,观察治疗。

(2)佩戴支具适应证。

①椎体楔形变超过 5°。

②后凸角度为 45°~65°,预计生长发育尚存 1~2 年:顶椎位于 T$_9$ 节段以上者,使用 Milwaukee 支具;顶椎位于 T$_9$ 节段以下及胸腰段者,使用胸腰骶椎支具(TLSO)。

③使用支具治疗 6~12 个月,后凸及椎体楔形变可能会有 40%的改善。

④骨骼发育成熟后停止佩戴支具,但 10 年后矫形效果可能丢失。

(3)锻炼:骨盆活动锻炼、加强腹壁力量、锻炼脊柱柔韧性、胸椎伸展锻炼,是治疗的重要组成部分。

7. 手术

(1)适应证。

①生长发育期已结束、畸形严重并持续存在疼痛:一般后凸>75°、连续 3 个或 3 个以上椎体楔形变超过 10°。

②坚持佩戴支具 6 个月后无效。

③存在神经症状或体征。

(2)手术技术。

①单纯后路融合内固定,指征:后凸角度<75°,Bending 像上纠正后曲度下降至 50°以下。内固定范围也包括整个后凸区域,远端应包括一个进入前凸的脊椎(一般为 L$_1$ 或 L$_2$)。

②前路融合(经胸入路)联合后路融合内固定:后凸角度>75°、Bending 像上后凸的矫正很小(曲度>50°)。

(3)术后处理:佩戴 TLSO 支具 6~9 个月,直至获得坚强融合。

(4)并发症。

①假关节形成及内固定失败(单纯后路手术发生可能性较大)。

②矫形丧失。

③感染。

④经胸手术肺部并发症。

⑤神经功能受损。

(四)神经肌肉型脊柱后凸畸形(图 18-1)

1. 常存在一些合并症。

(1)脊髓灰质炎。

(2)脊髓前角细胞病(脊髓性肌萎缩)。

(3)脑瘫。

(4)Charcot-Marie-Tooth 病。

(5)肌营养不良。

(6)Fredreich 共济失调。

2. 其发病机制为脊柱后伸肌力下降引起脊柱后凸。

3. 自然史:骨骼发育成熟后后凸仍会发展。

4. 治疗。

(1)佩戴支具一直到病人 11-12 岁,以获得较充分的脊柱发育及坐高。

(2)后凸较轻、柔韧性较好的患者可行后路融合内固定。

①与 Luque 椎板下钢丝技术相比,能进行脊柱加压操作的内固定系统纠正后凸畸形效果更佳。

②后凸较重、比较僵硬的患者可行前、后路联合手术进行矫形融合内固定。

(五)脊髓脊膜膨出后凸畸形

1. 先天性:由于小儿骨量少以及其他一些问题,一般不建议出生时即进行矫形手术。

2.3-5 岁时再进行脊髓脊膜的相关神经外科手术治疗,并同时纠正脊柱后凸畸形。后方器械内固定范围应到顶椎上下 2~3 个椎体,术后佩戴支具 6~9 个月。

(六)麻痹性脊柱后凸畸形

1. 由于脊柱的后伸肌群(骶脊肌和腰方肌)向前移位反而增大脊柱的屈曲力,因此后凸畸形呈进行性发展。

2. 治疗。

(1)畸形较轻的年幼患者使用支具治疗。

(2)后路融合术要求融合到骶骨。

(3)严重患者行前后路联合手术,先前路松解融合,再行后路融合以及内固定器械加压纠正畸形并融合。

(七)创伤后脊柱后凸畸形

1. 严重压缩骨折、爆裂骨折或骨折脱位引起的后凸畸形,可创伤后即出现,也可晚期出现。

2. 常见于不稳定性脊柱骨折不恰当地使用非手术治疗。

3. 症状主要有后凸畸形、疼痛,有些还具有神经功能受损。

4. 治疗。

(1)如果畸形引起的疼痛较轻、并能较好控制,可进行观察及非手术治疗。

(2)常使用的术式是前、后路联合手术。

①如果术中后凸矫形充分、内固定稳定性好,可单行前方减压、内固定融合。

②如果没有神经功能受损,可单行后路经椎弓根截骨术。

(八)手术后继发脊柱后凸畸形

1. 常见于脊髓肿瘤或脊髓空洞椎板切除术后。

2. 因此,如果进行了较广泛的椎板切除,建议术中同时行融合术。

3. 严重的畸形需要前后路联合手术。

(九)感染性脊柱后凸畸形(图 18-3)

1. 可能为结核性感染、也可能为化脓性感染。

2. 胸腰段为最易发部位。

3. 治疗。

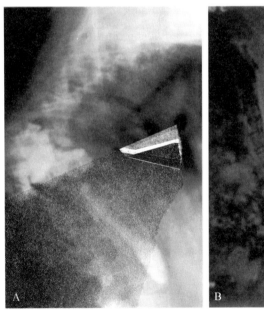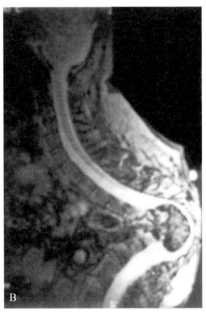

图 18-3　65 岁男性患者,既往有结核病史,40 年前曾行后路融合术。尽管患
　　　　者后凸严重,但其步行活动良好,症状轻微。A. 侧位片显示严重的
　　　　角状后凸;B. MRI 矢状面 T_2 像显示后凸顶椎附近有陈旧的肉芽组
　　　　织、脊髓受压

(1)较长时间静脉使用抗生素治疗、佩戴支具。

(2)前方病灶清除及融合术适应证。

①药物治疗无效。

②多节段受累。

③脊髓受压。

④脓肿形成。

(3)进行性后凸需要前后路联合手术。

(十)风湿性疾病引起的脊柱后凸(强直性脊柱炎)

1. 腰椎、颈椎前凸丧失,胸椎后凸增加。

2. 要注意分清最主要的致畸部位。

3. 首先应该纠正髋关节挛缩畸形,髋部畸形纠正后有可能可以避免脊柱手术。

4. 如果腰椎前凸明显丧失,可行腰椎截骨术,截骨手术类型如下:

(1)Smith-Perterson 前方张开、脊柱后伸截骨术(opening wedge extension osteotomy)

①最常选择的截骨部位是 $L_2 \sim L_3$ 和 $L_3 \sim L_4$,同时行内固定及融合。

②截骨的度数根据站立位脊柱屈曲畸形的角度确定。

③截骨的旋转点位于椎管的前方、后纵韧带和椎间盘交点处。

(2)经椎弓根截骨(pedicle subtraction osteotomy)

①不会牵张前柱。

②为脊柱的闭合楔形截骨,缩短脊柱,损伤神经结构的风险较低。

③先切除椎板、峡部及椎弓根,再行椎体的楔形切除。

(十一)平背综合征

1. **病因**　腰椎牵张、丧失正常生理前凸,既往见于 Harrington 手术之后;或在腰椎前凸减小甚至消失的情况下进行了腰椎其他一些融合手术。

2. **临床表现**

(1)矢状面失平衡。

(2)腰背痛、下肢牵涉痛。

(3)融合的后凸区域上下节段"转换区综合征"(transition syndrome)(译者注:即融合部位邻近节段病变)。

(4)代偿性髋、膝屈曲挛缩。

3. **非手术治疗方法**　非甾体类抗炎药、理疗、腰椎活动度锻炼、止痛治疗。

4. **手术**　进行腰椎截骨术以重建脊柱矢状面平衡,各种截骨式有:

(1)经椎弓根截骨(pedicle subtraction osteotomy)。

(2)Smith-Peterson 截骨术。

第五部分

脊柱其他疾病

第 19 章　脊柱肿瘤

一、评估

(一)病史

1. 疼痛(局部疼痛与放射痛)是最常见的主诉(85%),其他常见的主诉有活动无力(41%)和触及包块(16%)。

2. 脊柱肿瘤引起的疼痛常为局部疼痛、进行性加重、不能缓解、与应力无关。

(1)夜间疼痛加重。

(2)患者休息后疼痛不能缓解。

3. 全身系统症状和体征。

(1)发热、寒战。

(2)常感无精神、无生气。

(3)难以解释的体重减轻。

4. 可能会出现一些神经系统症状,例如肌肉无力、感觉异常或者大小便功能障碍。

5. 患者的发病年龄有助于缩小鉴别诊断范围,如老年病人转移瘤或多发性骨髓瘤多见。

6. 患者既往如有其他部位的肿瘤史,要注意脊柱转移性瘤的可能。各种肿瘤发病的危险因素见表 19-1。

表 19-1　常见的脊柱转移肿瘤

原发肿瘤	肿瘤的危险因素
乳腺癌	一级亲属患有该肿瘤 雌激素水平高(初潮早、绝经晚、无生育、长期激素替代疗法) 　辐射
前列腺癌	年龄>45 岁 膀胱排尿梗阻
甲状腺癌	碘摄入过多/缺乏 辐照
肺癌	吸烟史
肾细胞癌	吸烟

（二）脊柱的查体包括触诊、脊柱活动度检查、以及神经功能检查

1. 神经功能检查

（1）运动功能检查。

（2）感觉功能检查，包括轻触觉、针刺觉、振动觉。

（3）反射检查，进行腱反射功能检查，反应脊髓长传导束功能。

2. 原发灶的检查（表 19-2）

表 19-2　脊柱转移瘤原发肿瘤的查体表现

原发肿瘤	查体发现
乳腺癌	质硬、固定、无弹性的乳房包块 乳头受牵拉不居中 皮肤红斑或水肿
前列腺癌	肛门指检发现较大、质硬的前列腺包块
甲状腺癌	可触及无痛的甲状腺包块
肺癌	咳嗽性质改变 咯血
肾细胞癌	血尿、腰痛及腹腔包块"三联征" 吸烟

（三）实验室检查

1. 化验检查有助于鉴别肿瘤和感染：感染时白细胞计数、血沉和 C 反应蛋白会升高，但肿瘤上述指标正常或轻度升高，然而淋巴瘤除外，该病白细胞会升高。

2. 多发性骨髓瘤尿液或血清蛋白电泳会出现异常蛋白峰（本-周蛋白）。

3. 促甲状腺激素和游离 T_4 水平对鉴别甲状腺疾病有帮助。

4. 前列腺特异性抗原（prostate specific antigen，PSA）对检查前列腺癌有帮助。

5. 患者常有钙、磷电解质水平异常，需要进行纠正。

（四）影像学检查（表 19-3）

MRI 对感染、骨折和肿瘤的鉴别有较大帮助（表 19-4）。

（五）常见的各种肿瘤（表 19-5～表 19-8）

（六）肿瘤分期

Weinstein-Boriani-Biagini 脊柱肿瘤分期系统，是反应肿瘤侵袭程度的三维空间分期，包括三方面内容。

1. 肿瘤所处的解剖部位：从棘突开始沿顺时针分为 12 个等份的区域。

2. 横断面上肿瘤累及的不同层面。

（1）向外侵犯到骨外的软组织中。

（2）局限在骨内（浅层）。

表 19-3　脊柱肿瘤的影像学检查

影像学检查	优点	缺点
X 线平片	简便的筛查方法 对诊断有帮助(良性或恶性)	敏感性低(松质骨破坏要达到 50%以上,该检查才能看到骨破坏影)
骨扫描	对转移瘤的诊断敏感性较高(溶骨病变)	特异性低(不能鉴别骨折、感染以及肿瘤)
CT	评估骨破坏情况最好的工具,对术前计划很重要	不宜作为初筛检查方法,其效率差
MRI	敏感性高,特别是使用钆造影剂进行增强扫描 能够显示软组织情况 能很好地显示脊髓受压情况	影像学上脊髓受压的程度与患者的症状或预后并非往往一致
脊髓造影	能较好地显示硬膜外转移瘤和脊髓受压情况	侵入性操作
血管造影	肿瘤血管进行选择性栓塞能减少术中出血	侵入性操作

表 19-4　脊柱感染、肿瘤、压缩性骨折的 MRI 表现比较

诊断	T_1	T_2	鉴别诊断要点
骨髓炎	椎间盘和终板内信号降低 终板结构模糊不清	椎间盘和终板内信号增高 终板结构模糊不清	椎间盘/终板受累>椎体 T_2 像上可有高信号脓肿影 脊柱结核常可连续累及多个节段 软组织包块界限不清
骨质疏松压缩性骨折	受累椎体信号降低 骨髓信号不均匀	受累椎体信号增高 骨髓信号不均匀	骨折愈合后,T_1 和 T_2 相上能恢复正常椎体信号 椎体后 1/3 骨髓信号正常
肿瘤	信号降低 病变周围水肿带界限清楚 椎弓根亦受累	信号增高 病变周围水肿带界限清楚 椎弓根亦受累	不波及椎间盘或软骨 跳跃性转移较常见 不像骨折一样最终愈合后能恢复椎体正常信号 软组织包块呈偏心状、较大、界限较明晰

表 19-5　原发性良性骨肿瘤

肿瘤名称	年龄（岁）	性别	椎体容易波及的部位	影像学表现	症状/体征	治疗
骨样骨瘤	<30	男性居多	后方结构	局灶性透光影伴周缘硬化，直径<2cm	疼痛性脊柱侧凸，典型表现为服用水杨酸类药物后疼痛缓解	边界切除，射频消融
成骨细胞瘤	<20	男性居多	后方结构	透亮影、膨胀性病灶，伴或不伴周缘硬化，直径>2cm	疼痛性脊柱侧凸	边界切除
血管瘤	多变	男女无差别	椎体骨小梁	垂直的条纹，蜂窝样改变	大多数缺乏典型症状	通常无意中发现、不需要处理。如果需要手术切除的话，可以术前进行栓塞以便减少术中出血
骨巨细胞瘤	<30	女性较多	椎体和骶骨	溶骨性、膨胀样病灶、基质内可有钙化	切除不充分的话，容易复发	放疗后 10% 可能转为恶性
动脉瘤样骨囊肿	<25	女性较多	后方结构	溶骨性、膨胀样病灶、其内可见液平	疼痛	切除，术前进行血管造影并栓塞，或注射硬化剂治疗
嗜酸性细胞肉芽肿	<20	男性较多	椎体	扁平椎	很少有症状	自限性疾病佩戴支具非手术治疗
骨软骨瘤	<30	男性较多	后方结构	X 线片上难以发现	有症状,多数位于颈椎	如有症状需手术切除

表 19-6　原发性恶性骨肿瘤

肿瘤名称	年龄（岁）	性别	椎体部位	影像学表现	体征和症状	治疗
孤立性浆细胞瘤	>50	男性居多	椎体	凿孔状边缘（punched-out）病灶	腰背或下肢痛	放疗（高度敏感）脊柱不稳定可手术固定血清蛋白电泳 M 轻链水平可判断疗效
脊索瘤	50－70	男性居多	骶骨，$C_1 \sim C_2$	要行 MRI 检查，T_2 像高信号影	症状主要是因包块压迫引起，如便秘、尿频、脊髓受压症状	广泛、根治性切除，应尽量保留骶神经根以保留大小便功能
淋巴瘤	>20	男性居多	椎体	溶骨性病变，象牙椎	局部疼痛	孤立性病变进行放疗，播散性的淋巴瘤进行放疗及辅助化疗
软骨肉瘤	>35	男女性无明显差别	椎体	椎体广泛破坏周围有软组织包块、其内基质可有钙化灶	疼痛触及包块	广泛切除对放疗和化疗不敏感
骨肉瘤	>20	男性居多	椎体	象牙、硬化病灶与皮质破坏灶混杂存在，有软组织包块、其内有钙化灶	疼痛及神经功能受损	广泛切除化疗和放疗联合使用
Ewing 瘤	>40	男女性无明显差别	椎体	硬化性病变伴有针状骨质增生软组织包块	疼痛及神经功能受损	放疗和化疗联合应用脊柱不稳及神经功能受损可手术治疗

表 19-7 椎管内肿瘤或囊肿

肿瘤名称	年龄（岁）	性别	影像学表现	治疗	评论
施万细胞瘤	20—50	无明显性别差别	脊髓造影显示圆形充盈缺损	切除术	最常见的脊神经根肿瘤;常见于外周主要神经主干及肢体的屈侧;外周神经该肿瘤的典型症状是触及肿瘤包块引起剧烈刺痛和感觉异常;神经纤维瘤病患者其中 2/3 会出现该肿瘤
神经纤维瘤	20—30		圆形缺损,哑铃状肿瘤	切除术	大多数是孤立病变(90%);主要发生在外周皮神经;触及包块不会引起像施万细胞瘤样疼痛;神经纤维瘤与施万细胞瘤不同,主要波及多根神经分支,走向与神经平行
脊膜瘤	50—60 或以上	女性多见	与硬脊膜相连的圆形缺损	切除术;肿瘤如位于脊髓背侧,手术比较方便	80%～90% 发生于胸椎;一般认为起源蛛网膜帽的脊膜细胞;最常见的是位于颅内的脑膜瘤;疼痛为最常见的初始症状

表 19-8 硬膜囊内脊髓内肿瘤

肿瘤名称	年龄（岁）	性别	影像学表现	治疗	评论
室管膜瘤	20—60	女性多见	室管膜内高信号脊髓中央的环形病变	切除术	是由方形室管膜细胞发展而来;是最常见的成人原发性脊髓内实质病变;疼痛是最常见的症状;往往会出现受累脊髓以远支配的肢体无力
星形细胞瘤	20—50	无明显性别差异	浸润病变,与室管膜瘤不同,该肿瘤无明显边界	切除术	由胶质细胞转变而来;大多数星形细胞为低分化病变;和室管膜瘤临床表现相似

（3）局限在骨内（深层）。

（4）向内侵犯到骨外（椎管内硬膜外）。

（5）向内侵犯到骨外（进入硬膜内）。

3. 脊柱肿瘤所位于的脊柱节段范围。

二、治疗

（一）目标

1. 获得确切诊断。

2. 保持神经功能。

3. 维持脊柱稳定。

4. 缓解疼痛。

5. 控制局部肿瘤、预防远处转移。

（二）治疗方法选择

根据肿瘤的诊断、肿瘤部位以及患者全身情况综合决定治疗方法。

（三）放射治疗

以下情况可酌情放疗。

1. 脊髓致压物为对放疗敏感的软组织肿瘤，周围骨性结构未受累。

2. 对放疗敏感的肿瘤包括：

（1）血液系统肿瘤。

（2）前列腺肿瘤。

（3）乳腺肿瘤。

（四）手术治疗

1. 适应证

（1）用于确诊。

（2）根治性切除以获得治愈（良性肿瘤和某些恶性肿瘤）。

（3）肿瘤骨破坏引起的继发性脊柱不稳或畸形。

（4）神经功能受损。

（5）既往放疗失败。

（6）对放疗不敏感的肿瘤。

（7）顽固疼痛。

2. 手术方案设计需要考虑的因素

（1）肿瘤性质。

①良性还是恶性（图 19-1，图 19-2）。

②原发还是转移。

（2）肿瘤的分级。

①脊柱受累的程度。

②有无全身潜在转移灶。

(3)神经功能情况是手术疗效的主要判定因子:症状快速进展(<1周内出现神经功能障碍)提示预后差;神经功能障碍受损严重(不能行走、大小便功能丧失)术后很少能够恢复。

(4)预后如何。

(5)脊柱稳定性情况(图19-3)。

(6)疼痛情况。

3. 手术入路

(1)如有可能,应切除全部病变(图19-4)。

全脊椎切除术:可以经由后路进行全脊椎切除,如果肿瘤的病理性质有治愈希望,进行该手术非常有意义,比如用于脊柱软骨肉瘤的手术。

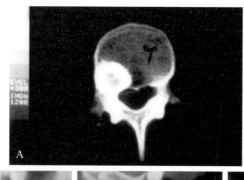

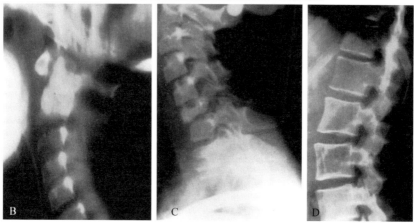

图 19-1　原发性良性脊柱肿瘤示例。A. 骨样骨瘤 CT 扫描,显示病灶位于椎体后部,中心呈巢状改变、边缘硬化;B. 侧位片显示 C$_2$ 成骨细胞瘤,硬化骨范围较大;C. 侧位片显示嗜酸性肉芽肿引起 C$_6$ 扁平椎样改变;D. 腰椎侧位片显示血管瘤,该椎体骨质疏松并有垂直栅栏样条纹

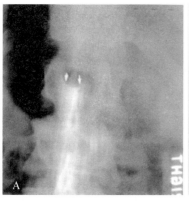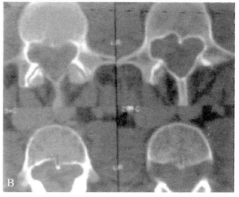

图 19-2　硬膜囊内神经纤维瘤。A. 脊髓造影正位片显示 L_1 水平造影剂被神经纤维瘤阻断,阻断部位边缘光滑、呈月牙形(箭头所示),提示为硬膜囊内病变,硬膜囊外病变一般造影剂阻断部位边缘粗糙;B. CT 扫描显示椎体和椎弓根被硬膜囊内神经纤维瘤侵蚀破坏

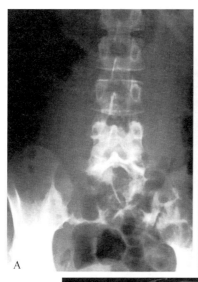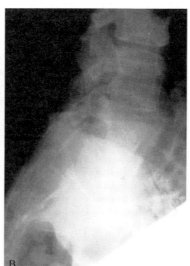

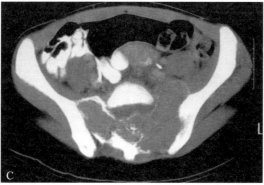

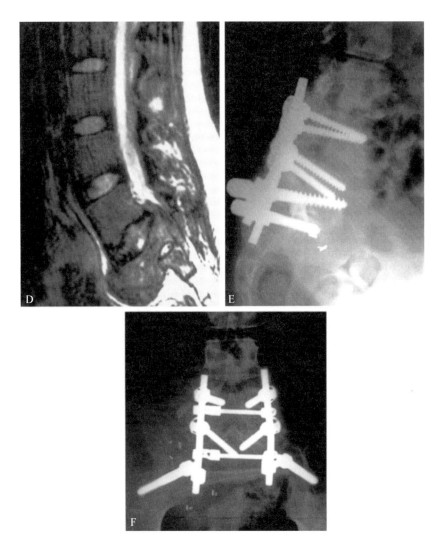

图 19-3　骶骨骨巨细胞瘤,为 17 岁女性。A. 正位片显示骶骨、左侧骶髂关节
被病变破坏;B. 侧位片显示 S_1～S_2 水平有骨破坏,注意骶骨边界显
示不清;C. CT 扫描提示肿瘤侵犯达到左侧骶髂关节;D. MRI T_2 像显
示肿瘤较大,向前进入盆腔、向后进入椎管;E、F. 进行后路 L_5、骶骨
椎板切除及肿瘤切除术,使用穿经髂骨的腓骨块植骨、腰椎弓根螺
钉、双侧髂骨螺钉进行重建。术后很快恢复活动,随访时未发现病变
复发征象,说明治愈

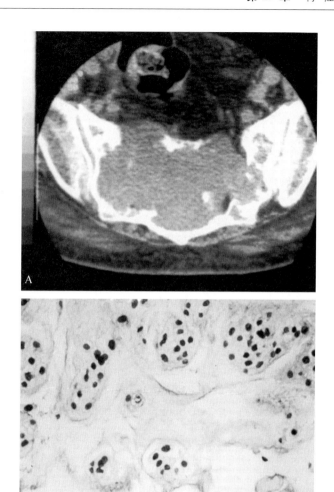

图 19-4　A. 骶骨 CT 扫描提示巨大的溶骨性包块侵蚀
骶骨及骶管；B. 组织学检查可见空泡样细胞，
提示脊索瘤

(2)根据肿瘤所在部位判断使用前路还是后路还是联合手术。注意不能使用后路椎板切除减压术来处理前方病变，可能会导致患者术后脊柱不稳。

(3)转移性肿瘤在脊髓前方受压的情况下通常采用前路手术。

切除后脊柱重建的材料可用自体骨、异体骨、骨水泥或人工合成材料；使用自体骨或异体骨重建有骨愈合的可能性；骨水泥可以获得即刻稳定性，但对预期生存期较长(＞1 年)病人，晚期可能会失败；术后还要进行放疗的患者，植骨融合的概率下降。

第20章　脊柱感染

一、脊椎骨髓炎

(一)发病率及危险因素

1. 占所有骨髓炎的 $2\%\sim7\%$(儿童该比例为 $1\%\sim2\%$)。

2. 发病部位:腰椎>胸椎>颈椎。

3. 男性>女性($2:1$)。

4. 50 岁后常见(50%以上患者发病年龄为 50 岁以上)。

5. 静脉吸毒者、糖尿病患者以及免疫缺陷病人(长期服用类固醇药物、HIV、营养不良)常见。

(二)病因学

1. 血行感染是脊柱骨髓炎最常见的感染途径,感染源可来自:

(1)泌尿道是最常见的感染源(泌尿道感染、泌尿生殖系统隐匿性感染)。

(2)软组织感染。

(3)呼吸系统感染。

2. 有些感染来源不明。

3. 直接感染(脊柱穿通伤、脊柱侵袭性操作)。

4. 致病菌(按发生率由高向低排列)。

(1)革兰阳性需氧球菌(>80%)。

①金黄色葡萄球菌(>50%),耐甲氧西林金黄色葡萄球菌(7%)。

②链球菌(10%~20%)。

③凝固酶阴性的葡萄球菌(10%)。

(2)革兰阴性需氧菌(15%~20%):泌尿道是最常见的来源地(大肠埃希菌、铜绿假单胞菌、变形杆菌)。

(3)胃肠道的微生物:沙门菌(一般罕见),但镰状细胞贫血的患者中较多见。

(三)病理改变

1. 细菌的种植　细菌主要是经由血流丰富的椎体滋养动脉网血行蔓延至椎体干骺部(图 20-1)。

(1)Batson 无静脉瓣的静脉丛在细菌的血行蔓延中并不起到重要作用。

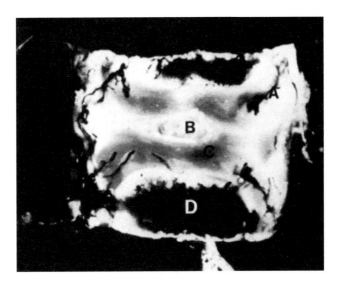

图 20-1　人胚胎标本（26 周孕期）的矢状位切片，经血管灌注、清洗、透照下可见软骨管，并可见髓核内缺乏血管。A. 软骨管；B. 髓核；C. 透明软骨；D. 骨化的椎体

　　（2）椎体干骺端内血流速度很慢，细菌可直接蔓延进入椎间盘、或跨过椎间盘进入邻近脊椎。

　　2. 蔓延到椎间盘，引起骨/椎间盘破坏（图 20-2）　细菌产生酶溶解椎间盘组织，通过各种炎性介质激活破骨细胞，引起骨吸收。

　　3. 扩散到软组织

　　（1）腰大肌脓肿。

　　（2）椎旁肌脓肿。

　　（3）硬膜外脓肿：可能直接压迫脊髓和神经根引起神经功能受损。

（四）临床表现

　　1. 诊断延误的情况很常见。

　　2. 腰背痛或颈部疼痛是最常见的主诉（90％）。

　　（1）50％患者就诊时上述症状出现已超过 3 个月。

　　（2）因出现急性败血症或脓毒血症就诊的病例罕见。

　　3. 局部压痛并脊柱活动度降低是最常见的体征。

　　4. 超过 50％病人有高热的病史［高于 100°F（约 37.8℃）、伴或不伴寒战］。

　　5. 儿童脊柱骨髓炎特征性表现是跛行或不愿步行。

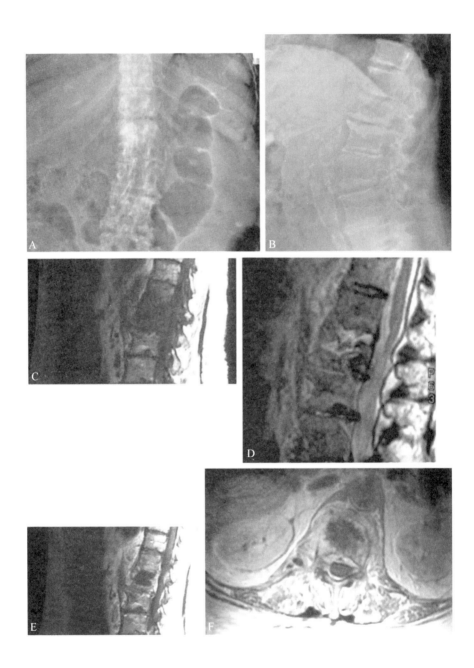

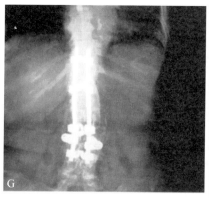
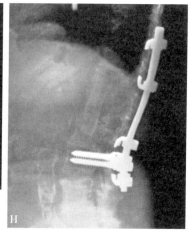

图 20-2　76 岁老年妇女，患有风湿性关节炎及 $T_{12} \sim L_1$ 椎间盘炎/L_1 骨髓炎，三次细针活检结果都为阴性。A，B. 正位片和侧位片显示 $T_{12} \sim L_1$ 节段椎间盘炎伴 L_1 椎体破坏；C. MRI T_1 像矢状面显示整个 $T_{12} \sim L_1$ 椎间隙信号降低，终板模糊不清；D. MRI T_2 像矢状位显示 $T_{12} \sim L_1$ 椎间盘和 L_1 椎体高信号；E. MRI 钆增强扫描 T_1 像矢状面显示 $T_{12} \sim L_1$ 椎间隙及 L_1 椎体信号增高，硬膜外前间隙组织信号有轻微增强，但无脊髓圆锥或马尾受压；F. MRI 钆增强扫描 T_1 像横断面显示 $T_{12} \sim L_1$ 椎间隙信号增强；G，H. 术后 6 个月正、侧位片显示前方植骨块融合好、后方内固定稳定

（五）实验室检查（表 20-1）

表 20-1　脊柱感染的实验室检查

检　查	结　果
血沉（ESR）	80％以上患者会升高 2/3 病人充分治疗后，ESR 会恢复正常
血白细胞计数（WBC）	超过 50％病例＞10 000/mm³ 白细胞计数对诊断的敏感性较低
C 反应蛋白（CRP）	对脊柱感染术后的疗效判断上在敏感性和特异性上均优于 ESR
血培养	儿童化脓性脊柱炎更有用 只在约 35％的病人为阳性 对受累的器官直接取标本培养更可靠
细针穿刺活检	病人如已使用抗生素治疗，易出现假阴性
开放活检	如果细针穿刺活检结果阴性和（或）缺乏诊断意义，但临床上高度怀疑感染可能，可进行该检查 比闭合活检假阴性率低

(六)影像学检查(表 20-2)

表 20-2 脊柱感染的影像学诊断

影像学检查	表 现
X 线片	感染的临床症状发生约 2 周之后 X 线片才会出现异常表现 椎间隙狭窄、侵蚀的表现(75%) 溶骨表现、弥漫性骨质疏松、局部缺损(骨小梁的破坏达到 50%平片上才会显现骨破坏的表现) 骨硬化(11%) 慢性病例可能会出现自发性骨融合(50%)
核素显像	作为初筛检查比较有效:与平片相比,能更早地发现感染并明确病灶位置 联合使用镓(炎症)和锝(骨)扫描感染诊断的准确率>90% ^{111}In 标记的白细胞扫描对脊柱感染并不敏感:可能因为白细胞减少的原因引起假阴性率高
CT	显示骨质破坏最好的检查方法
MRI	脊柱感染较好的影像学检查手段 T_1 加权像——椎间盘及相邻的终板信号降低 T_2 加权像——椎间盘、终板及邻近的部分椎体信号增加 终板的界限模糊不清 钆增强扫描,病变的椎间盘和毗邻的部分椎体信号增强 能显示受累的软组织(椎旁、腰大肌是脓肿) 鉴别感染与肿瘤最好的检查方法

(七)治疗

1. 目的

(1)获得组织学确切诊断并确定致病菌。

(2)清除感染。

(3)解除疼痛。

(4)预防或处理神经功能损害。

(5)重建脊柱稳定性及正常序列排列。

2. 原则

(1)改善患者一般情况。

①营养支持。

②纠正实验室检查发现的异常情况。

(2)治疗脊柱外的感染源,包括泌尿道、心血管系统(感染性栓子)、胃肠道感染。

(3)如果可能,在确定致病菌之前不要使用抗生素,但对出现脓毒血症的患者可以先使用广谱抗生素。

(4)使用致病菌敏感的抗生素治疗。

(5)治疗前注意检查患者血沉(ESR)和 C 反应蛋白:根据上述指标的动态变化可评价疗效。

3. 手术治疗

(1)适应证

①非手术治疗失败的病例。

②进行性的神经功能障碍:可能因为感染直接压迫引起,也可能因为进行性的脊柱畸形或不稳定而引起。

③脓肿或肉芽肿形成,这种情况下抗生素效果不佳。

④非手术治疗难以控制的顽固性疼痛。

(2)手术技术

①前路手术(椎体切除术)是进行椎体病灶清除最佳的入路,禁忌单行椎板切除减压,有引起脊柱不稳风险。

②自体骨移植是重建的金标准(取髂嵴、肋骨或腓骨),但自体骨填充的钛网重建和带皮质的异体骨支撑植骨也显示了很好的临床疗效。

③胸椎和腰椎骨髓炎可以使用单纯后路手术(清创和固定),手术时要经后路进行前方椎间隙感染的清创及融合。

二、硬膜外脓肿

(一)病因学

1. 28%病例常合并有脊椎化脓性骨髓炎。

2. 金黄色葡萄球菌是最常见的致病菌(约 60%)。

3. 常见的部位。

(1)胸椎(50%):容易发生神经功能受损。

(2)腰椎(35%)。

(3)颈椎(14%)。

4. 成年人多见(儿童患病很少),术后硬膜外脓肿发生率为 16%。

(二)临床表现

1. 由于临床表现多样,超过 50%病例会有误诊及治疗延误的情况。

2. 常有脊柱局部压痛。

3. 可能会有颈项强直及其他脑膜刺激征。

4. 伴或不伴神经功能受损。

(三)诊断

1. 超过 98%的病例会有血沉升高。

2. 白细胞计数并不可靠。

3. MRI 是最常使用的影像学检查。

(1) T_2 上病灶局部信号增高。

(2) 应注意鉴别硬膜外转移瘤、硬膜下脓肿。

(四)治疗

1. 硬膜外脓肿需要紧急进行手术。

2. 硬膜外脓肿伴神经功能损伤是急诊手术适应证。但下述情况除外：如果患者难以耐受手术打击、手术可能会影响患者生命，可先行抗生素等非手术治疗并密切观察患者病情变化。

三、椎间隙感染

(一)流行病学/病因学

1. 细菌直接种植引起：一些手术操作容易引起椎间隙感染，如椎间盘造影术、椎间盘摘除手术、椎间盘内电热治疗。

2. 细菌血源性扩散：这是儿童最常见的传播途径，椎间盘的血供来源于邻近椎体表面。

3. 腰椎最常累及。

(二)临床表现

1. 一般为 2-7 岁患儿。

(1) 可能没有腰背痛。

(2) 症状有患儿跛行、拒绝行走或髋部疼痛。

2. 血沉及白细胞升高。

3. MRI 和骨扫描在疾病早期即能发现病变。

4. X 线片可能表现出椎间隙狭窄、椎体边缘骨质硬化及破坏。

(三)治疗

1. 很少需要手术。

2. 佩戴支具制动。

3. 抗感染治疗。

4. 如果抗感染治疗无效，需要进行活检以明确诊断。

四、脊柱结核

(一)流行病学/病因学

1. 世界上最常见的肉芽肿性感染。

2. 最常见的播散方式为血行播散(肺或胃肠道为细菌侵入途径)。

3. 脊柱是骨骼中最容易受累的部位。

(1) 最常累及脊柱前部。

（2）可通过椎间隙播散到邻近节段。

（3）50％为局部感染，可进行以下分型（图 20-3）。

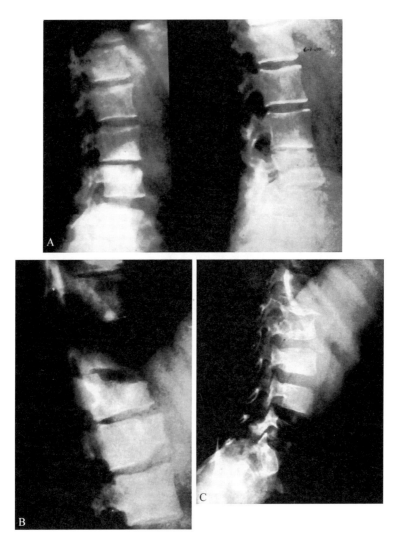

图 20-3　三种脊柱结核的影像学特点。A. 椎间盘周围型，可见椎间隙狭窄伴不
　　　同程度的骨破坏。左图为疾病早期改变，右图为后期病变治愈、遗留轻
　　　微畸形；B. 前方多节段病变型，多个相邻椎体（T_{11}、T_{12}、L_1）前面可见扇
　　　贝样侵蚀。C. 中央型，与肿瘤相似，椎体中央骨质稀疏、骨破坏，随后出
　　　现椎体塌陷（L_1 和 L_2）

①椎间盘周围型(最常见):从干骺端开始,沿前纵韧带下方蔓延。

②中央型(少见):从一个椎体内起病。

③前方型(少见):从前纵韧带下方起病。

(二)临床表现及诊断

1. 疼痛,以及疾病的全身系统性表现,如发热、乏力和体重减轻。

2. 局部压痛、肌肉痉挛和活动度受限。

3. 因为结核杆菌培养时间很长,利用软组织活检进行细菌培养来进行确诊很困难,细菌培养有 55% 的假阴性率。

4. 鉴别诊断。

(1)肿瘤。

(2)结节病。

(3)夏科特脊柱病(Charcot spine)。

(三)影像学检查

MRI 是重要的检查手段,结核与化脓性感染有明显区别

(1)椎间隙常受累。

(2)连续多个节段椎体前部受累。

(3)钆增强 MRI 扫描可清楚显示椎旁脓肿和肉芽肿组织。

(四)手术治疗(图 20-4)

1. 香港手术。

(1)前方的病变使用前路手术。

(2)病灶清除,彻底去除所有坏死组织。

(3)使用自体骨或异体骨进行支撑植骨/融合重建脊柱前柱。

(4)前方脊柱受累超过两个节段,要辅以后路器械内固定。

2. 禁忌行单纯椎板切除术。

五、手术后感染

(一)可为早期、也可为晚期感染

1. 早期感染　一般因全身系统感染症状而发现,症状有发热、寒战、伤口局部红肿、局部溢液、腰痛加重。

2. 晚期感染

(1)更常见,特别是有内植物存在的情况下。

(2)诊断比较困难,如果存在明显的危险因素,应考虑该诊断可能。

(二)可为浅表、也可为深部感染

查体很难进行鉴别,因此所有的病例进行清创及灌洗手术时,均应打开深筋膜以检查是否有隐匿性深部感染(表 20-3)。

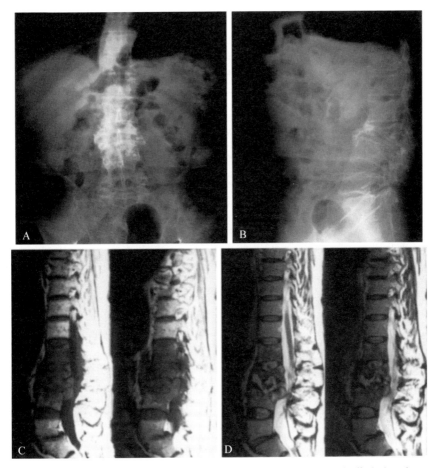

图 20-4　腰椎结核。52 岁男性，既往患播散性结核病三联抗结核药治疗 1 年。
因进行性腰痛及神经源性跛行而就诊；正位片（A）和侧位片（B）显示
L_2、L_3 椎体塌陷、后凸畸形；C. T_1 像上可以看到 L_1～L_4 椎体信号降低、
脊柱后凸畸形形成、硬膜外包块（为死骨、椎间盘和坏死炎性组织）；
D. T_2 像上可见 L_2、L_3 椎体及脊柱前方高信号影

表 20-3 术后感染的危险因素

糖尿病

长期使用皮质激素

化疗

翻修手术

手术时间过长(>4h)

病态肥胖

术前/术后其他部位存在/发生感染

    牙周脓肿

    尿道感染

    肺炎

    压疮

手术创口放置引流时间过长

第21章 脊柱类风湿关节炎

一、脊柱类风湿关节炎概述

(一)临床特点

1. 最常侵犯颈椎。

2. 血清学检查获得诊断后的 5 年内,30%～50%的患者将发生颈椎不稳定、半脱位。

3. 大多数发生在 30－40 岁。

4. 女∶男性比例为 3∶1。

5. 发病隐匿,对称性多关节炎,全身症状,临床病程多样。患者有突然死亡的危险。

(二)发病机制

1. 未知的抗原引起免疫反应∶EB 病毒、细菌细胞壁产物、Ⅱ 型胶原、支原体。

2. 基因易感因素∶与 HLA-DR4 有密切关系。

3. 抗体形成、各种细胞之间相互作用,参与的有单核细胞,B、T 淋巴细胞,免疫复合物形成(类风湿因子-免疫球蛋白 M)。

4. 吞噬免疫复合物,A 型滑膜细胞和多核中性粒细胞(PMNs)吞噬后,刺激补体激活。

5. 炎症细胞的趋化作用,产生蛋白溶解酶和前列腺素。

6. 软骨破坏∶胶原酶、PMNs 分泌的蛋白溶解酶引起滑膜细胞和软骨细胞破坏。

7. 因为废用和前列腺素的作用,关节周围骨质疏松。

8. 最后引起脊柱的半脱位、脱位、畸形和关节僵硬。

(三)病理

1. 滑膜病理改变　淋巴细胞和浆细胞浸润引起滑膜炎、滑膜周围水肿及纤维化。

2. 血管翳形成　间充质干细胞增殖、血管肉芽从周围侵犯软骨。

3. 风湿结节形成　中心为纤维坏死组织,周围环绕有栅栏状上皮细胞。

二、颈椎畸形

(一)概述

疾病进展的严重程度决定脊柱不稳定的严重程度,一般患病 10 年后出现颈椎半脱位,35%～80%病人的系列影像学检查会发现半脱位逐步出现并进展,5年病死率为17%。

（二）寰枢关节半脱位（图21-1）

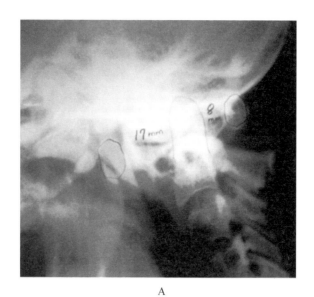

A

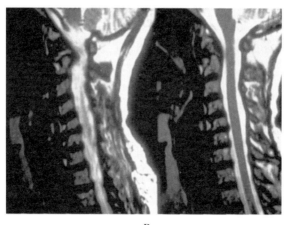

B

图21-1 A. 侧位片显示风湿性关节炎患者 $C_1 \sim C_2$ 不稳定,寰齿间隙为 17mm,屈曲位 PADI 或 SAC 只有 8mm,SAC ≤13mm 为神经压迫的高危因素;B. MRI T_2 像显示同一患者的脊髓受压在颈椎后伸位上解除

1. 正常寰齿前间隙(anterior atlantodens interval,AADI)成人为 3mm,儿童为 4mm。

(1)AADI>5mm 被认为不稳定。

(2)AADI>8mm 预示即将引起瘫痪、需要进行手术,为警戒极值。

(3)但使用 AADI 值作为瘫痪的预测因子并不可靠,MRI 检查提示 AADI 和脊髓受压程度相关性很差。

(4)寰齿后间隙(posterior atlantodens interval,PADI)目前被认为是较好的瘫痪预测因子。

①警戒低限是 14mm。

②需要注意的一点是,PADI 并不与脊髓可容纳空间(space available for the cord)一致,风湿性关节炎患者中,齿突后滑膜血管翳可能会占据 3mm 空间。

2. 寰椎横韧带张力下降、寰枢及寰齿关节出现滑膜炎。

3. 症状。

(1)颈部疼痛。

(2)头痛。

(3)脊髓病:感觉异常、步态异常、大小便功能困难、难以进行精细运动。

(三)寰枢关节垂直方向半脱位(impaction)、颅底凹陷

1. 特点

(1)齿状突上移(superior migration of the odontoid,SMO)。

(2)枢椎垂直半脱位。

(3)假性颅底凹陷。

2. 寰枕和寰枢关节滑膜炎、关节软骨破坏

3. 症状　枕区头痛、脊髓病表现或脑干受压体征。

4. 影像学表现

(1)McGregor 线:从硬腭后缘到枕骨最下缘连线、如果齿状突突入枕骨大孔>4.5mm 则为阳性。

(2)Ranawat $C_1 \sim C_2$ 指数:枢椎椎弓根中心到寰椎横轴的距离,女性<13mm、男性<15mm 为异常。

(3)McRae 线:枕骨大孔前后缘连线,齿状突尖应低于此线 1cm。

(4)Redlund-Johnell 枕骨-C_2 指数:枢椎下终板中点到 McGregor 线的垂直距离,男性<34mm、女性<29mm 为异常。

(四)下颈椎半脱位

1. 小关节突关节滑膜炎、椎间盘(脊柱椎间盘炎)及韧带亦受累。

2. 多节段受累:特别是 $C_2 \sim C_3$ 和 $C_3 \sim C_4$ 常见,而脊柱退行性变最常累及的节段是 $C_5 \sim C_6$。

3.12%～15%患者中会出现终板的侵蚀破坏。

4. 如果平片怀疑有脊柱不稳定,则需要进行 MRI 检查。

三、神经功能恢复能力的判断因子

1. Ranawat 分型:术前神经功能受损越严重、术后预后越差。

2. 病变部位:病变节段越偏上,预后越差。

3. 术前 PADI≥14mm,提示手术成功后运动功能恢复可能性较大,相对而言,PADI<10mm 预后很差。

4. 术后下颈椎椎管直径<14mm 提示预后较差。

四、手术固定的适应证(图 21-2)

1. 绝对适应证　如患者出现下述两种情况,无论其影像学测量指标如何,均需考虑手术。

(1)顽固性疼痛。

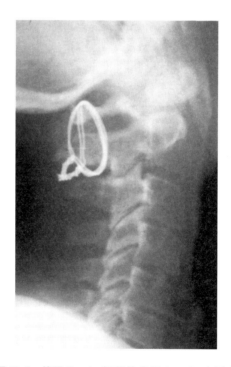

图 21-2　使用 Brooks 钢丝技术行 $C_1 \sim C_2$ 内固定的侧位片,18 号钢丝穿过 C_1、C_2 弓深面、$C_1 \sim C_2$ 后弓间髂骨块植骨

(2)神经功能受损。

2. 寰枢半脱位　手术指征可参考下述影像学测量指标。

(1)如 X 线片提示 PADI≤14mm,建议进一步行 MRI 检查。

(2)脊髓可容纳空间(space available for the cord,SAC)≤13mm。

(3)颈髓延髓角度≤135°。

(4)脊髓直径≤6mm。

3. 齿状突向上移位(向上垂直半脱位,SMO)

(1)影像学检查提示有齿状突上移均要考虑手术可能。

(2)颅底凹陷较严重的情况下,手术的死亡率较高、预后亦不良。

4. 下颈椎半脱位　手术指征可参考下述影像学测量指标。

(1)半脱位超过 4mm 要进一步行 MRI 检查。

(2)脊髓可容纳空间≤13mm。

五、手术固定技术

(一)概述

1. 术前使用 Halo 架牵引可以缓解疼痛、纠正畸形、防止或逆转神经功能恶化。

2. 手术麻醉要进行清醒纤支镜下插管,颈部不能后伸。

(二)手术治疗

1. 寰枢关节半脱位

(1)进行后路寰枢椎复位、融合。

(2)$C_1 \sim C_2$ 经关节螺钉固定(Magerl 技术),但脱位未纠正的情况下,或因椎动脉走行的限制,有时在技术上不一定能实现。

(3)$C_1 \sim C_2$ 侧块/椎弓根螺钉固定。

2. 齿状突向上垂直半脱位(图 21-3)

(1)后路枕颈融合。

(2)如果血管翳增生明显、脊髓前方受压,或齿状突明显垂直方向上移位(>5mm)时,可以使用前路经口齿状突切除减压术。

3. 下颈椎半脱位

(1)颈椎后路融合内固定。

(2)极少数情况下,如果半脱位明显并难以复位,可能需行前路椎体切除减压、支撑植骨重建。

六、其他风湿性疾患引起的下颈椎改变

1. 上方颈椎节段自发融合,其下位节段发生半脱位。

2. 前方颈椎及椎间盘类风湿炎症改变引起脊髓前方受压。

3. 硬膜外风湿性肉芽肿引起颈髓受压。

4. 下颈椎过度前凸：对出现脊髓症状及移位＞5mm者要行后方矫形融合。

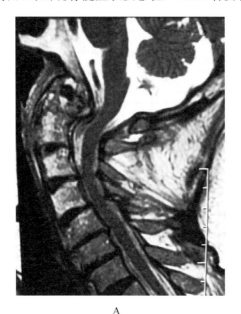

A

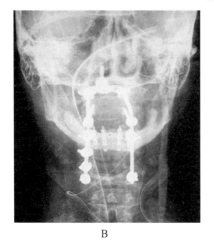

B

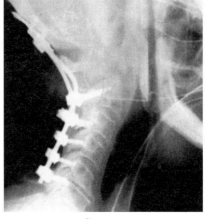

C

图 21-3　A. 76 岁老年男性，患风湿性关节炎，因吞咽和说话困难急诊就诊，术
前 MRI 显示有较大的风湿性血管翳引起上颈髓受压、齿状突破坏；
B、C. 进行枕颈固定的术后正、侧位片（C₂ 椎弓根螺钉、C₃～C₆ 侧块
螺钉固定），进行了 C₂～C₄ 椎板切除减压并适度牵引以重建颈椎正
常后凸

第 22 章　血清阴性脊柱关节病

一、强直性脊柱炎(图 22-1)

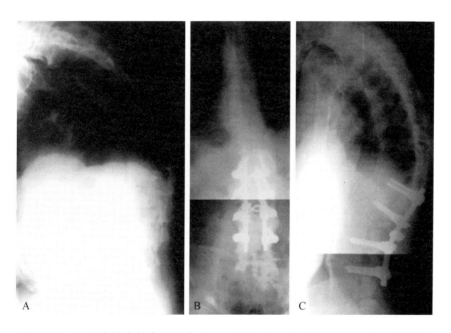

图 22-1　A. 强直性脊柱炎侧位片,显示严重矢状面失平衡;B. L₂ 经椎弓根截骨矫形术后的正位片;C. 侧位片可清楚显示 L₂ 水平进行了截骨矫形,恢复了脊柱正常的矢状面平衡

(一)概述
1. 大多数患者为 20－30 岁。
2. 男女发病率相同,但男性可能症状更严重。
3. 发病率为 1/1000。
4. 白种人常见(HLA-B27 阳性)。

(二)病理生理机制

1.88%～96%患者 HLA-B27 阳性。

2. 表现为脊柱炎性关节炎并侵犯骶髂关节和外周关节。

(1)软骨破坏及骨溶解。

(2)最早表现为骶髂关节病变。

3. 肌腱和韧带骨附着点发生炎症:脊柱病变部位位于纤维环的附着处。

(三)临床表现

1. 隐匿起病,大多数患者在确诊前已有 1～3 年病史。

2. 症状包括腰痛及脊柱僵硬感,早晨明显但活动后好转。

3.15%～25%有周围关节炎。

4. 体格检查。

(1)腰椎活动受限(Shober 试验)。

(2)胸廓吸气扩张幅度降低。

(3)骶髂应力试验阳性(Patrick 征)。

(4)脊柱僵直后凸畸形:测量脊柱畸形有效的方法是下颌-额连线与地面垂线的夹角。

(5)髋部可有代偿性屈曲挛缩。

5. 骨骼外表现

(1)主动脉功能不全。

(2)心脏传导功能受损。

(3)眼葡萄膜炎。

(4)肺纤维化(10%患者会因此死亡)。

(四)影像学表现

1. 骶髂关节侵蚀破坏

(1)关节反应骨形成和融合(最早出现在关节髂骨侧的下部)。

(2)双侧均出现并对称。

2. 脊柱

(1)椎体边缘韧带纵向骨化("竹节"征)。

(2)椎体侵蚀破坏吸收("四方椎")。

(3)骨质疏松,椎间盘和关节突关节狭窄。

3. 隐匿骨折

(1)因轻微创伤引起。

(2)X 线片很难判断。

(3)CT 检查因为难以获得真正的横断面扫描,因此也很难发现。

(4)MRI 是发现隐匿性骨折和血肿最可靠的方法。

(五)治疗

1. 非手术治疗　呼吸功能锻炼、肌肉等长收缩锻炼、活动度锻炼、非甾体类抗炎药。

2. 手术治疗

(1)适应证。

①脊柱屈曲畸形,伴有疼痛和神经功能障碍。

②水平视野丧失,如下颌紧靠胸廓(chin on chest)畸形。

③不稳定脊柱骨折。

(2)强直性脊柱炎所致脊柱畸形的手术策略。

①畸形表现为腰椎前凸丧失、颈椎后凸畸形及胸椎后凸加重。

②首先应该判定脊柱畸形的原发、主要部位所在。

③截骨术。

颈椎:原发颈椎后凸畸形,可行 $C_6 \sim T_2$ 椎板切除、$C_7 \sim T_1$ 截骨术。

胸椎:对严重的胸椎后凸畸形,可先行前路截骨,再联合行后路多节段截骨术矫形,往往还要行经肋横突截骨术,通过腰椎截骨术可处理胸椎后凸畸形。

腰椎:截骨部位往往选择在 $L_2 \sim L_4$ 之间,可行闭合楔形截骨(例如经椎弓根截骨术),截骨手术神经功能受损并发症较高(高达 9%),但闭合楔形截骨比张开楔形截骨相对安全。

二、Reiter 综合征

1. 典型临床三联征。

(1)尿道炎。

(2)结膜炎。

(3)多发性关节炎。

2. 90%患者 HLA-B27 阳性。

3. 一些微生物可能与发病有关,包括:志贺菌、沙门菌、耶尔森菌和弯曲杆菌感染。

4. 影像学表现。

(1)足跟及足趾骨膜炎。

(2)骶髂关节炎(单侧)。

(3)非边缘性、不对称的大块韧带骨化。

三、银屑病性关节炎

1. 7%患者伴有银屑病。

2. 15%病例先有关节炎、再出现皮损:皮损包括圆癣性龟头炎、口腔黏膜溃疡和脓溢性皮肤角化病。

3. 骶髂关节炎为单侧病变,非对称性。

4. 实验室表现:HLA-B27 阳性率为 20%。

5. 治疗:理疗,药疗可服用阿司匹林、吲哚美辛或萘普生。

6. 与 Reiter 综合征有很多共同的骨骼肌肉系统疾病表现。

四、肠炎性关节炎(炎性肠病)

1. 与强直性脊柱炎有很多共同的骨骼肌肉系统疾病表现。

2. 5% 病例中 HLB-B27 阳性。

3. 在 Crohn 病中比溃疡性结肠炎中更常见。

4. 脊柱受累与肠道疾病的严重程度无关,但周围关节炎随疾病的加重而出现。

5. 边缘性(终板处先发生)、对称性韧带骨化。

6. 骶髂关节炎为双侧且对称。

第 23 章　儿童颈椎疾患

一、发育解剖学

1. 寰椎　椎体中心神经弓软骨联合（neurocentral synchondrosis）形成于 6～24 个月，在 4－6 岁开始融合，后弓软骨联合 5 岁时融合。

2. 齿状突　由两个原始生发中心在 1～3 个月时融合形成，齿状突与椎体之间有齿突-椎体中心软骨联合相隔，该软骨联合在 6－8 岁融合。

3. 正常变异

(1)C_1 后弓分叉。

(2)寰椎上关节面为两部分（bipartite superior articular surface of the atlas）。

(3)寰椎假结节（pseudonotch of atlas）。

(4)寰椎后弓完全或部分缺失。

(5)枢椎棘突椎板线后移。

(6)齿状突向后成角。

(7)枢椎假性半脱位（<10 岁）。

二、体格检查

1. 活动范围受限。

2. 斜颈。

3. 面部不对称。

4. 并存一些其他畸形，如脊柱侧凸，肾脏、心脏或头部及颈部其他畸形。

三、影像学评估（图 23-1,图 23-2）

1. 屈曲-后伸动力片对判断上颈椎稳定性非常重要。

2. 颈椎屈曲侧位片上观察的关键指标。

(1)寰齿间隙：4.5mm（儿童）、3mm（成人）。

(2)脊髓可容纳空间（space available for spinal cord,SAC）：13mm。

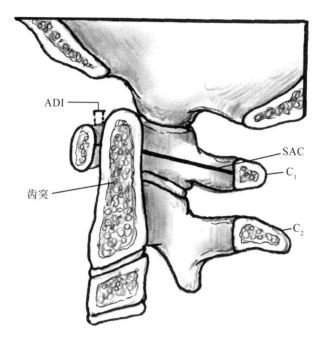

图 23-1 侧位示意图,显示 $C_1 \sim C_2$ 正常的关节关系;ADI 为寰齿间距、SAC 为脊髓可容纳空间

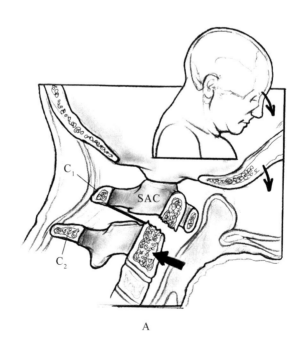

A

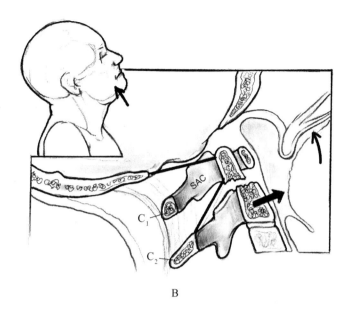

图 23-2　**A.** 屈曲时,齿状突后缘与 C_1 后弓前缘之间的距离减小,SAC 减少;**B.** 后伸时,齿状突后缘与 C_2 椎板前缘或枕骨大孔后缘之间的距离减少,SAC 亦减小

四、各种疾患的诊治

(一)颅底凹陷(图 23-3)

1. **颅底枕骨大孔边缘骨畸形**　齿状突向颅内移位。

2. **分类**

(1)原发性

①先天性。

②合并其他畸形:如寰枕融合、寰椎发育不全、寰椎后弓分叉、齿状突畸形、Klippel-Feil 综合征。

(2)继发性

①骨发育异常引起颅底软化。

②并存其他临床疾患:骨软化症、佝偻病、Paget 病、成骨不全、肾性骨营养不良、风湿性关节炎、神经纤维瘤病、强直性脊柱炎、软骨发育不全。

3. **临床表现**　大多数在 20—30 岁开始出现症状,有以下临床表现:

(1)短颈。

(2)面部不对称。

(3)斜颈。

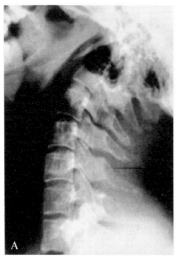
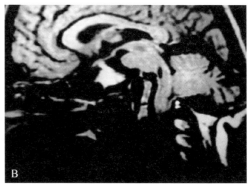
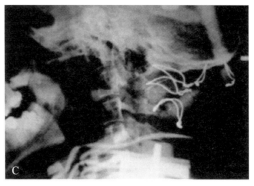

图 23-3 18 岁男性,患有成骨不全及颅骨凹陷,因严重头痛、颈痛及脊髓病表现就诊;A. 侧位片显示颅底凹陷,齿状突突入到枕骨大孔内;B. MRI 显示齿状突压迫脑干;C. 术后侧位片显示使用三钢丝技术进行后路枕颈融合

(4)四肢无力、麻木。

(5)脑神经麻痹。

(6)小脑病变征象(共济失调和眼球震颤)。

(7)疼痛(头及颈部)。

(8)昏厥和嗜睡(椎动脉受压引起)。

(9)癫痫发作/脑积水(脑脊髓梗阻)。

4. 治疗

(1)后方压迫:枕骨下颅骨切除及 C_1 后弓切除减压、后路融合内固定。

(2)前方压迫:

①颈部后伸齿状突能复位,推荐在颈部后伸位行枕颈融合术。

②如果颈部后伸齿状突不能复位,应行前方齿状突切除、联合后路融合内固定。

(二)Kippel-Feil 综合征(图 23-4)

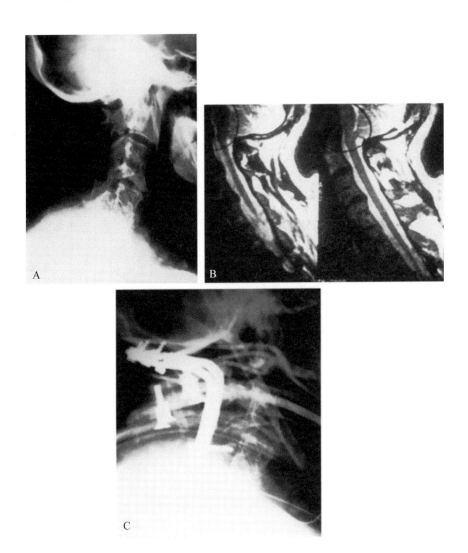

图 23-4　55 岁男性,患有 Klippel-Feil 综合征、颅底凹陷,表现有剧烈的颈痛、头痛;A. 侧位片显示 C₃~C₄ 和 C₅~C₆ 先天性融合;B. MRI 显示上述椎间融合,同时显示 C₄~C₅ 椎间盘退变,亦清楚显示颅底凹陷;C. 使用螺钉-钢板系统进行枕骨-C₆ 颈枕融合术后的影像

1. 先天颈椎椎体融合。

2. 第 3～8 周时颈椎正常的分节障碍。

3. 并存其他一些畸形:泌尿生殖系统(35%)、中枢神经系统、心肺系统、Sprengel 畸形(40%)、上肢畸形、脊柱侧凸(60%)。

4. 临床表现。

(1)后颈线偏低。

(2)短颈。

(3)颈部活动受限:大多数外观正常伴轻微活动受限。

5. 影像学发现。

(1)椎体骨性连接。

(2)椎体宽平。

(3)椎间隙消失或发育不全。

6. 治疗。

(1)大多数患者无症状,但进入老年可能会出现症状。

(2)非手术治疗:对大多数患者适用,可用非甾体类抗炎药物,适当加强运动锻炼。

(3)手术治疗:对存在脊柱不稳定和脊髓受压症状的患者应采用融合手术。

(三)齿状突畸形

1. 病因学

(1)创伤:Salter Ⅰ型骨折不愈合。

(2)先天性:融合失败(正常情况下在 3—6 岁融合)。

2. 临床表现

(1)颈痛。

(2)斜颈。

(3)神经症状。

3. 治疗

(1)非手术治疗:如果稳定选择非手术治疗。

(2)手术治疗适应证:

①即使没有症状,寰枢不稳也需要手术固定。不稳标准:屈曲后伸动力位片寰齿间隙超过 7～10mm,脊髓容纳空间<13mm。

②手术技术

C_1～C_2 钢丝固定融合:注意儿童骨骼较小,相应椎动脉更靠近中线;术前有必要进行牵引复位;术后进行 Halo 架外固定。

C_1～C_2 经关节螺钉固定融合:固定更稳定、术后不需要行 Halo 架外固定。

如果 C_1 后弓缺损,有时需要行枕骨-C_2 融合。

(四)先天性寰枕融合

1. 分节障碍。

2. 为枕颈交界区的一种畸形。

3. 如果同时并存有 $C_2 \sim C_3$ 融合或齿状突畸形(70%),容易发生 $C_1 \sim C_2$ 不稳定。

4. 有时并存有侏儒症、漏斗胸、高弓足、并指畸形、腭裂和泌尿生殖系统畸形。

5. 临床表现。

(1)短颈,颈部活动受限和斜颈。

(2)50%的患者会因为寰椎侧块高度较小引起相对颅底受压。

(3)如果齿状突超过枕骨大孔水平则可能会发生神经症状。

6. 影像学表现:行屈曲-后伸动力位片检查,寰齿间隙(ADI)$>3 \sim 4mm$、SAC$<13mm$。

7. 治疗。

(1)非手术治疗:颈托、牵引。

(2)手术治疗:

①如果存在 $C_1 \sim C_2$ 不稳,则在牵引复位后予枕骨-$C_1 \sim C_2$ 融合。

②如果脊髓后方受压行后方减压和融合术。

(五)斜颈(歪脖)

1. 典型的发现年龄为 6—8 周。

2. 胸锁乳突肌缺血挛缩可能是其发病原因:因宫内胎儿体位的原因该肌静脉回流不畅,肌肉组织纤维化。

3. 临床表现。

(1)20%可能会并存有先天性髋关节脱位。

(2)85%患者为右侧斜颈。

(3)头偏向患侧而下颌旋向健侧。

(4)皮下组织先出现局部肿胀,质软、无痛,6~12 周渐消散。

(5)该肌挛缩会引起颈部活动度降低。

(6)脸部不对称可能会出现轻度背部代偿性脊柱侧凸。

4. 鉴别诊断。

(1)先天性颈椎异常。

(2)眼外肌不平衡。

5. 治疗。

(1)拉伸训练,纠正斜颈姿势并佩戴矫形支具:85%~90%患者 1 年内见效。

(2)手术适应证。

①存在脸部不对称,非手术治疗 1 年以上无效。

②头部倾斜。

③颈部活动度降低。

（3）手术治疗：单侧/双侧松解以胸锁乳突肌双侧松解、Z形延长效果最佳，小心耳后神经和副神经误伤。

（六）寰枢关节不稳定

1. 病因学

（1）炎症：咽部感染（Grisel 综合征）、青少年型风湿性关节炎。

（2）Down 综合征：25％可能出现寰枢不稳，＞10 岁的男孩因为横韧带断裂而发生脊髓受压的危险性较高。

（3）发育不良：软骨发育不全、骨畸形性发育不良（diastrophic dysplasia）、脊椎骨骺发育不良、Morquio 综合征、Larsen 综合征。

（4）先天畸形。

2. $C_1 \sim C_2$ 自发性旋转半脱位的 Fielding 分型

（1）Ⅰ型：单纯旋转脱位、C_1 在 C_2 上无前移位。

（2）Ⅱ型：C_1 在 C_2 上移位＜5mm。

（3）Ⅲ型：C_1 在 C_2 上移位超过 5mm。

3. 治疗

（1）非手术治疗：轻度旋转畸形可选择非手术治疗，如佩戴颈托、口服止痛药。

（2）手术治疗：

①如果出现神经症状，则行 $C_1 \sim C_2$ 融合术。

②SAC＜13mm 亦应手术治疗。

（七）颈椎创伤

1. 颈椎骨折

（1）所有儿童外伤中，脊椎骨折占 2％～3％。

（2）所有的脊髓损伤中，儿童损伤占 15％。

（3）10 岁以下的儿童，脊柱骨骼的损伤少见。

（4）5 岁以下儿童发生颈椎外伤后，搬运及手术体位的摆放有其独特的问题，主要是因为小儿头比躯干大，因此普通平板上搬运可能会使骨折加重移位，正确体位应保持头部低于胸部。

2. 影像学评估

（1）儿童颈椎片的读片较难，主要因为小儿骨化不全，同时存在一些正常的解剖变异，如 $C_2 \sim C_3$ 假性半脱位。

（2）＜10 岁的小孩多见无放射学异常的脊髓损伤，MRI 检查有助于确定损伤的部位及范围。

3. 寰枕关节不稳

（1）很多情况下该损伤是致命性的。

（2）影像学检查。

①齿状突尖与颅底的间距超过 1mm。

②Power 比值（颅底点至 C_1 后弓距离/C_1 前弓到颅后点距离）：超过 1.0 可以认为不稳定。

（3）治疗：枕骨-C_1 融合术、术后 Halo 架外固定。

4. Jefferson 骨折

（1）为轴向负荷致伤，通常伴有头部损伤，随着 CT 应用越来越广泛，该类损伤发现得越来越多。

（2）影像学表现。

①齿状突和 C_1 侧块间距增宽。

②但在儿童中，因为未完全骨化，影像学上发现 C_1 侧块看似向外移位（overhang）可能为正常情况。

③CT 扫描是显示骨折情况的最佳方法，还有助于以下鉴别诊断：椎体中心神经弓软骨联合（6 岁融合）、后方软骨联合（5 岁融合）、不规则骨化（特别是前弓有多个骨化中心）。

（3）治疗：根据移位程度、横韧带有无损伤，佩戴 Minerva 支具或使用 Halo 架外固定。

5. 齿状突骨折

（1）因为齿突的骨化中心在 6 岁时融合，通常该损伤常发生在 <4 岁的儿童。

（2）齿状突游离小骨（Os odontoidium）的病因是齿状突腰部骨折而未发现、出现骨不连所致。

（3）影像学表现。

①齿状突移位并有成角。

②屈曲-后伸动力位片检查：可以显示骨折移位情况及脊柱不稳定，但行屈曲-后伸动力位片检查时应该非常小心。

（4）治疗：向后牵拉颈部并轻度后伸将骨折复位，行 Minerva 支具或 Halo 架外固定。

（5）预后：骨不连（少见）、畸形愈合（常见）。

6. Hangman 骨折—C_2 椎弓根双侧骨折（C_2 在 C_3 上的创伤性滑脱）

（1）受伤机制：后伸或牵张暴力，常并存有面部的擦伤或骨折。

（2）大多数患者神经功能正常。

（3）影像学表现：枢椎椎弓根骨折，可能会有明显的移位或成角畸形。

（4）治疗：向后牵拉头部并轻度后伸行闭合复位，佩戴 Minerva 支具或 Halo 架外固定。

7. 下颈椎损伤

（1）<10 岁患儿颈椎骨骼的损伤较少见。

（2）颈椎的脱位应该尽快复位。

（3）使用后路棘突间钢丝固定、同时行髂骨植骨融合术（图 23-5）。

(八) 小儿颈椎畸形

往往因广泛颈椎板切除术后或其他疾患导致颈椎后凸（图 23-5）。

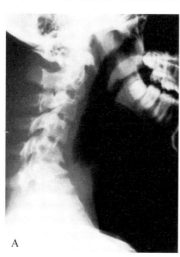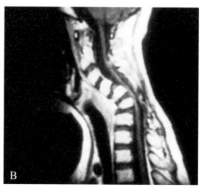

图 23-5 颈椎后凸畸形。A. 17 岁脑瘫患者，出现严重胸椎前凸及颈椎
后凸，并有进行性脊髓病症状，对该患者进行前路椎体切除融
合矫形术，并接着进行纠正胸椎前凸的手术；B. 一名 14 岁男
孩的 MRI 片，显示颈椎椎板切除术后发生颈椎后凸畸形，并出
现脊髓症状，需要进行前路椎体切除、融合、矫形术